薬剤・ビスフォスフォネート関連
顎骨壊死

MRONJ・
BRONJ
2

薬剤関連顎骨壊死

ビスホスホネート・デノスマブ投与患者に対する
日米の最新の指針（2022・23）を踏まえた対応の実際

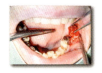   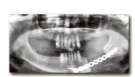 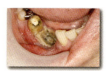

著・訳
柴原孝彦
岸本裕充
矢郷　香
野村武史

クインテッセンス出版株式会社　2025

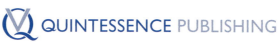

Berlin | Chicago | Tokyo
Barcelona | London | Milan | Paris | Prague | Seoul | Warsaw
Beijing | Istanbul | Sao Paulo | Sydney | Zagreb

本書のはじめに

薬剤関連顎骨壊死（以下，MRONJ）への対応は混沌としていて，臨床においてはいまだ苦渋の判断を強いられているようです．米国口腔顎顔面外科学会のポジションペーパー（AAOMS 2022）が8年ぶり，日本版ポジションペーパー（日本版PP 2023）が7年ぶりに，詳細かつていねいな内容に更新されたにもかかわらず，一般開業の歯科医院における対応は一貫していません．骨吸収抑制薬服用患者に対して旧態依然とした対応，すなわち**侵襲的歯科治療（抜歯を含む）の拒否**，MRONJ を発症していない患者への一律な**予防的な休薬**，服用患者の**顎骨病態**の見落としなどが散見されます．

歯科だけでなく医科においても，処方医の考え方に相違があり，当該薬剤による顎骨壊死の副作用に関心がない，歯科処置に際して非抜歯を推奨，歯性感染症が要因となることを知らない，などが挙げられます．昨年開催された2024年の第69回日本口腔外科学会総会・学術大会においても顎骨切除範囲の設定，MRONJ 治療における休薬の可否，MRONJ 診断・評価基準，インプラント埋入の可否などが再び問題提起され，熱く討論されていました．これらの多くの課題を解決すべく，学会などが主体となってさまざまな解説を実施していても，歯科界には十分に浸透し，反映されていない現状が伺えます．

そこで，本書は最新のポジションペーパーであるAAOMS 2022と日本版PP 2023の内容を勘案しながら，一般開業医の先生方（GP）を主な対象に考え，MRONJ 対策を簡潔に紐解くことを目的としました．すなわち，基礎から臨床までを網羅して，学会とGPの橋渡しとなる解説本の体裁をとっています．

執筆者には，以前好評を博したクインテッセンス出版より2016年に出版された『薬剤・ビスホスホネート関連顎骨壊死 MRONJ・BRONJ』の著者でもある岸本裕充先生，矢郷　香先生，そして野村武史先生にお願いしました．

まずCHAPTER 1では，野村先生にMRONJ の考え方，顎骨壊死に関与する薬剤とMRONJ リスクの概要について，基礎的な事項をまとめていただきました．近年，日本で使用されている骨形成促進作用と骨吸収抑制作用をもつ抗スクレロスチン抗体製剤のロモソズマブでも顎骨壊死が報告されており，BP 製剤に始まり，顎骨壊死に関連する薬剤，およびその服薬形態は多様化してきていることについても明記しています．また，図表も多く挿入し，理解しやすい体裁を整えております．

CHAPTER 2は，2022年に発表されたMRONJ に関する米国口腔顎顔面外科学会（AAOMS）ポジションペーパー（AAOMS 2022）の全訳を掲載しました．多くの臨床データと詳細な検討を加えた今回のポジションペーパーは，前回のAAOMS 2014よりも長い，24ページにおよぶ論文となっています．今までと大きく異なる点として，MRONJ 発症のリスク因子として**歯性感染を重視**，予防的休薬の必要性について**再度検証**，そして**顎骨壊死・骨髄炎の治療は手術を優先**し，フローチャートの呈示などが挙げられます．この点に関しては，次のCHAPTER 3で岸本先生に再度解説をお願いしました．

日本版PP 2023の筆頭著者でもある岸本先生には，日本版PP 2023の要点とAAOMS 2022との比較検討，さらにAAOMS 2014と日本版PP 2016からの変遷と課題についても加筆いただきました．日本版PP 2023ではAAOMS 2022に固執することなく，日本独自の臨床データを基に解析を加えています．すなわち日本では，MRONJ 患者は増加，MRONJ 発症のタイプには**骨壊死先行型**と**感染先行型**の2種があること，そして**8週間待たずに診断が可能**であることも明記しました．

CHAPTER 4では，とくに読者が気になる，**休薬と薬剤の変更は必要か否か，骨粗鬆症の場合と悪性腫瘍の場合の相違，MRONJ 発症前の場合と発症後の場合での対応の相違**についても岸本先生に解説をお願いしました．さらにMRONJ の概要として，有病率，発症契機，

予防のための戦略，ステージ分類の提案などについても掲載いただきました．

　CHAPTER 5では，多くの症例をお持ちである矢郷先生にBP製剤・デノスマブ・血管新生阻害薬投与の患者に対する歯科治療について，多くの症例を呈示いただきました．**一般歯科治療，非外科的・外科的歯周治療，抜歯・小手術，インプラント埋入・抜去**などの処置を，BP製剤などを投与する前・投与中・MRONJ発症しそうな患者に対してどのようにするかも解説をお願いしています．さらに具体的な対応として，抜歯の時期と**抗菌薬の投与法**と**選択基準**についても掲載をしています．

　CHAPTER 6は症例アーカイブとして加筆しました．ステージ別症例ごとにMRONJ患者が来院したときの診断法，対応法，予後，そして術者のコメントを掲載しました．「骨切除の範囲は？　キュレッタージ？　腐骨分離を待って腐骨除去？　部分骨切除？　区域切除？　骨髄炎はどこまで削除するのか？」についても関心が高い部分ですので，この点に関しても症例呈示を行い，各

先生方の対処法を示しております．

　GPが読者の対象となる本書ですが，口腔外科専門の先生方にも治療に際しての指標となると考えます．顎骨切除法の設定法としては，いまだエビデンスの高い推奨法はなく，本書の著者間でも統一見解には至っていない点もありますが，読者にとっては非常に参考になる情報提供と考えます．

　本書のもう1つの特徴として，読みやすくするため「読者が急いで確認したいこと」「絶対知りたいこと」と，その「解説の掲載ページ」をクイックレファレンスとして本書の巻頭にまとめました．

　本書が日常臨床の指標となることを願います．MRONJ発症をおののくばかりに抜歯難民，発症増加を起こすのではなく，先生方の適切な評価と診断，そして対応を期待します．医科薬科の先生方との密接な連携確保も必至です．日本ではMRONJ発症患者は増加していますが，医歯薬連携の充実で防げる病態でもあることを再度ご確認いただきたいです．

2025年2月

柴原孝彦

目次

CONTENTS

本書のはじめに………………………………………………………………………… ii

MRONJ クイックレファレンス ……………………………………………………… vii

特別巻頭付録　顎骨壊死のリスクのある薬品と歯科治療時（抜歯など）の対応……… viii

編者・著者一覧………………………………………………………………………… x

CHAPTER 1　MRONJ（薬剤関連顎骨壊死）の概要

1-1　20 年にわたる薬剤関連顎骨壊死の歴史 ……………………………… 02

1-2　ポジションペーパーとはどのようなものか ………………………… 02

1-3　薬剤関連顎骨壊死にまつわる 7 つの疑問 …………………………… 03

1-4　わが国で MRONJ 患者は増加している ……………………………… 04

1-5　MRONJ の定義・臨床症状 …………………………………………… 05

1-6　MRONJ の画像所見 …………………………………………………… 07

1-7　骨吸収抑制薬（ARA）の投与を受けている代表的な患者 ………… 09

1-8　MRONJ の発症機序 …………………………………………………… 10

CHAPTER 2　MRONJ に関する米国口腔顎顔面外科学会
（AAOMS）ポジションペーパー 2022 年最新版

要旨

2-1　はじめに ………………………………………………………………… 12

2-2　目的 ……………………………………………………………………… 13

2-3　薬剤 ……………………………………………………………………… 13

2-4　MRONJ の定義（診断基準）………………………………………… 14

2-5　ステージ分類 …………………………………………………………… 14

MRONJ の危険因子

2-6　薬剤関連のリスク因子 ………………………………………………… 18

2-7　局所的因子 ……………………………………………………………… 21

2-8　人口統計学的および全身的要因，そして他の薬剤 ………………… 22

管理方法

2-9　治療の到達目標 ………………………………………………………… 23

治療戦略

2-10　非外科処置 ……………………………………………………………… 28

| **2-11** | 外科処置 ………………………………………………………… | 30 |
| **2-12** | さらなる展望 …………………………………………………… | 31 |

CHAPTER 3　MRONJ に関する論点

3-1	日本版ポジションペーパー 2023　改訂のポイント 10 ……………	42
3-2	未解決事項 ………………………………………………………	49
3-3	MRONJ の画像診断の例 ………………………………………	50
3-4	休薬，薬剤の変更は必要？ 不要？ 予防的休薬の是非── AAOMS PP 2014, 2022／日本版 PP 2016, 2023 の比較・変遷と議論 ……………	53

CHAPTER 4　MRONJ の概要，予防，分類

4-1	MRONJ の発症頻度は？ ………………………………………	58
4-2	MRONJ の発症契機は？ ………………………………………	58
4-3	予防のための戦略は？ …………………………………………	60

CHAPTER 5　BP・デノスマブを投与中の患者の歯科治療

5-1	MRONJ 発症に関わるリスク因子を評価する …………………	68
5-2	BP・Dmab を投与中の患者の歯科治療に関して ………………	68
5-3	抜歯時の対応 ……………………………………………………	70
5-4	インプラント手術時の対応 ……………………………………	78

CHAPTER 6　MRONJ 発症後の治療──指針と症例アーカイブ

6-1	症例 1　乳がん骨転移に対して ARA 休薬なしで MRONJ の治療を行った症例 ……………………………………	82
6-2	症例 2　ステージ 0 で受診後，ステージ 2 が顕在化した症例 …………	84
6-3	症例 3　ステージ 0 の病態から抜歯により MRONJ が顕在化した症例 …	87
6-4	症例 4　ARA を中止しているにもかかわらず発症した症例 ……………	90
6-5	症例 5　義歯の褥瘡から MRONJ を発症した症例 …………………	92
6-6	症例 6　インプラント周囲炎から MRONJ を発症した症例 …………	94
6-7	症例 7　ステージ 1 に対して保存療法を選択した症例 ………………	96
6-8	症例 8　ステージ 2 に対して外科療法を選択し，良好な結果を得た症例	97
6-9	症例 9　下顎骨隆起部に発生した症例 ………………………………	99
6-10	症例 10　乳がん骨転移に対して ARA を休薬し，MRONJ の治療を 行った症例 ………………………………………………………	101
6-11	症例 11　区域切除という判断が妥当とも考えられた病変部の段階的壊死骨 除去による保存的対応が奏功した症例 ………………………	104
6-12	症例 12　高齢者で整形外科通院歴のある場合は 骨吸収抑制薬の投与を疑う症例 ………………………………	107

目次

6-13 症例 13　口蓋隆起に発生した症例 ……………………………… 110

6-14 症例 14　顎切除で治癒を導いた症例 ……………………………… 113

6-15 症例 15　抜歯後に MRONJ が増悪し顎切除を行った症例 ……………… 115

APPENDIX　さくいん ……………………………………………… 117

　Translated from English and reprinted with permission from the American Association of Oral and Maxillofacial Surgery. (c) Copyright 2022 AAOMS, 9700 West Bryn Mawr Avenue, Rosemont, IL 60018-5701. Copying of any portion of the position paper on Medication-related Osteonecrosis of the Jaw (MRONJ) is not permitted without the express written permission of AAOMS.

MRONJ クイックレファレンス

MRONJ について，読者が急いで確認したいこと，絶対知りたいこととの，解説の掲載ページをまとめました．

ポジションペーパーの変更点

日本版ポジションペーパー2023の解説は？
　　　　　　　　　　　　　　　42ページ

AAOMSポジションペーパー2022の解説は？
　　　　　　　　　　　　　　　12ページ

ステージ分類

日本版ポジションペーパー2023のステージ分類
　の解説は？　　　　　　　　**42, 43ページ**

AAOMSポジションペーパー2022のステージ
　分類の解説は？　　　　**14, 15, 43ページ**

予防的休薬

予防的休薬（悪性腫瘍の場合）　　**55, 60ページ**

予防的休薬（抜歯時）　　**46, 53, 68, 70, 72ページ**

予防的休薬（インプラント埋入時）　　**79ページ**

予防的休薬でMRONJの発症率は低下するのか？
　　　　　　　　　　　　　　　24ページ

予防的休薬が可能なARA，症例は？　**72ページ**

予防的休薬時の薬剤（ARA）の変更　　**60, 73ページ**

予防的休薬のAAOMS，ECTSの見解　**53ページ**

治療的休薬

治療的休薬　　　　　　　　　　**60ページ**

抜歯

リスク因子　　　　　　　　　　**68ページ**

抜歯を避けたほうがよい高リスク患者は？　**68ページ**

抜歯の予後が悪い像，患者は？　**70ページ**

残す歯？　抜歯する歯？　歯はどこまで保存する
　か？　　　　　　　　　　　　**59ページ**

予防的抗菌薬（抜歯時）　　　**62, 70ページ**

インプラント

インプラント埋入手術してよいか？　だめか？
　　　　　　　　　　　　59, 68, 78ページ

骨切除

治療戦略の変更（保存的治療→外科的治療）　　**46ページ**

骨切除の範囲は？　キュレッタージ？　腐骨分離
　を待って腐骨除去？　部分骨切除？　区域切除？
　　骨髄炎はどこまで削除？　　**81〜116ページ**

そのほかキーワード

骨卒中　　　　　　　　　　　　**46ページ**

特別巻頭付録　顎骨壊死のリスクのある薬品と歯科治療時（抜歯など）の対応

表1 代表的な顎骨壊死のリスクのある薬品の詳細および歯科治療時（抜歯など）の対応.

	ARA	商品名	投与経路	代表的な適応疾患	用法	投与中の抜歯前の休薬	投薬前の顎骨内感染の除去	処方医への事前の連絡
高リスク群	高用量BP製剤	ゾメタ	注射	悪性腫瘍の骨転移	3～4週間間隔で点滴静脈内投与	原則必要なし	必要（強く）	必要
	高用量デノスマブ	ランマーク	注射	悪性腫瘍の骨転移	4週に1回皮下注射	原則必要なし	必要（強く）	必要
低リスク群	低用量BP製剤	ダイドロネル	錠剤	骨粗鬆症, CTIBL*	1日1回食間に経口投与	原則必要なし	必要	必要
		フォサマック	錠剤	骨粗鬆症, CTIBL*	週1回朝起床時に経口投与	原則必要なし	必要	必要
		ボナロン	注射	骨粗鬆症, CTIBL*	週1回朝起床時に経口投与	原則必要なし	必要	必要
		ボンビバ	錠剤	骨粗鬆症, CTIBL*	月1回朝起床時に経口投与	原則必要なし	必要	必要
		ボンビバ	注射	骨粗鬆症, CTIBL*	月1回静脈内投与（注射）	原則必要なし	必要	必要
		ボノテオ	錠剤	骨粗鬆症, CTIBL*	4週に1回起床時に経口投与	原則必要なし	必要	必要
		リカルボン	錠剤	骨粗鬆症, CTIBL*	4週に1回起床時に経口投与	原則必要なし	必要	必要
		アクトネル	錠剤	骨粗鬆症, CTIBL*	週1回朝起床時に経口投与	原則必要なし	必要	必要
		ベネット	錠剤	骨粗鬆症, CTIBL*	週1回朝起床時に経口投与	原則必要なし	必要	必要

＊ CTIBL：がん治療関連骨減少症（cancer treatment induced bone loss）

低リスク群	低用量デノスマブ	プラリア	注射	骨粗鬆症, CTIBL*	6か月に1回、皮下投与	可能であれば、投与後4か月経過してから抜歯	必要	必要
十分なエビデンスがなくリスクは不明	ヒト化抗スクレロスチンモノクローナル抗体	イベニティ	注射	骨粗鬆症	月1回皮下注射	原則必要なし	原則必要なし	必要
	抗VEGF抗体	アバスチン	注射	悪性腫瘍	2～3週以上の投与感覚	原則必要なし	原則必要なし	必要
	mTOR阻害薬	エベロリムス、サーティカン	錠剤	悪性腫瘍, 臓器移植	1日1回経口投与	原則必要なし	原則必要なし	必要
	チロシンキナーゼ阻害薬	イマチニブ、イレッサなど	錠剤	悪性腫瘍	1日1回経口投与	原則必要なし	原則必要なし	必要
	メトトレキサート	リウマトレックス	錠剤	関節リウマチ	1日1～2回経口投与	原則必要なし	原則必要なし	必要

著者一覧

著・訳

柴原孝彦 （東京歯科大学名誉教授）

岸本裕充 （兵庫医科大学歯科口腔外科学講座）

矢郷　香 （国際医療福祉大学三田病院歯科口腔外科）

野村武史 （東京歯科大学口腔腫瘍外科学講座 / 口腔がんセンター）

CHAPTER 1

MRONJ（薬剤関連顎骨壊死）の概要

野村武史
東京歯科大学口腔腫瘍外科学講座 / 口腔がんセンター

1-1 20年にわたる薬剤関連顎骨壊死の歴史

　2003年，Marxらは，高用量の静注ビスホスホネート製剤の投薬をうけている骨転移のがん患者で難治性の顎骨壊死が発症することを初めて報告した[1]．そして翌年の2004年にRuggieroらは，低用量経口BP製剤使用の骨粗鬆症患者でも顎骨壊死が起こることを報告した[2]．

　このときの顎骨壊死の原因薬剤がビスホスホネート製剤（以下，BP）であったため，BP関連顎骨壊死（bisphosphonate-related osteonecrosis of the jaws：BRONJ）と命名した．その後，BPに加え抗RANKL抗体であるデノスマブ製剤（以下，Dmab）が登場した．Dmabは，BPとは骨吸収抑制の作用機序が異なるため，当時，顎骨壊死は発症しないと予想されていたが，その後，同様の顎骨壊死が相次いで報告された．これをデノスマブ関連顎骨壊死（denosumab-related osteonecrosis of the jaws：DRONJ）と命名した．BPとDmabは，それぞれ作用機序が異なるものの，骨吸収抑制薬（antiresorptive agent：ARA）であることから，両者により発症する顎骨壊死を骨吸収抑制薬関連顎骨壊死（antiresorptive agent-related osteonecrosis of the jaws：ARONJ）とよばれるようになった．

　そして近年，抗がん薬である血管新生阻害薬や，骨形成促進作用と骨吸収抑制作用のデュアルエフェクトを有する骨粗鬆症患者の新たな治療薬，抗スクレロスチン製剤であるロモソズマブにおいても顎骨壊死が報告された．これらARA以外の薬剤による顎骨壊死の発症が報告されるようになり，2023年に顎骨壊死検討委員会からポジションペーパー改訂版（日本版PP 2023）が報告され，ここでは，薬剤に関連する顎骨壊死という概念を明確にするため，呼称を薬剤関連顎骨壊死（medecation related osteonecrosis of the jaw：MRONJ）とした（図1）．

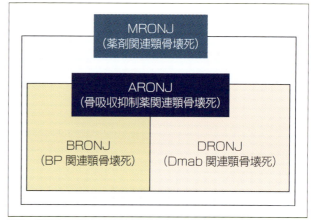

図1　薬剤に関連する顎骨壊死はすべて「MRONJ」と呼称することになった．

1-2 ポジションペーパーとはどのようなものか

　ポジションペーパーは，一般的な診療ガイドラインとは意味合いが異なる．ガイドラインとは一般に，エビデンス（科学的根拠）に基づき，系統的な手法により作成された推奨を含む文章のことをいう．患者と医療者を支援する目的で作成されており，臨床現場における治療決定の際に，判断材料の1つとして利用される．これに対しポジションペーパーとは，「科学的根拠は必ずしも十分ではないが，専門家により検討された現段階における診断，治療に関しての統一見解を示す文書」と定義されている．すなわち，現段階での得られた科学的根拠をもとに，専門家が論文の収集し，議論されて得られた現時点での最新の見解ということになる．

CHAPTER 1 MRONJ（薬剤関連顎骨壊死）の概要

顎骨壊死に関する代表的なポジションペーパー

①米国口腔顎顔面外科学会（AAOMS）のポジションペーパー

2007年に世界で初めて，米国口腔顎顔面外科学会（American association of oral and maxillofacial surgeons：AAOMS）からBRONJに関するポジションペーパーが発行された．その後，2009年，2014年に改訂版が出され，最新版は2022年に発表されている[3]．

②顎骨壊死検討委員会（日本）のポジションペーパー

本邦では，日本骨代謝学会，日本骨粗鬆症学会，日本歯科放射線学会，日本歯周病学会，日本口腔外科学会の5学会が集まり，ビスホスホネート関連顎骨壊死検討委員会を組織し，2010年に初めてBRONJに関するポジションペーパー（PP）が作成された．その後，骨粗鬆症治療における注射BP製剤の追加やデノスマブが登場したことにより，2012年に追補版が出されている．その後2016年に改訂版が発表され，近年ARA以外にも，血管新生阻害薬や免疫抑制薬などとの併用で顎骨壊死が発症することから，日本口腔外科学会が中心となり，日本骨粗鬆症学会，日本病院薬剤師会，日本歯科放射線学会，日本臨床口腔病理学会，日本骨代謝学会の6学術団体が集まり，薬剤関連顎骨壊死（MRONJ）の呼称を用いた2023年の最新版（日本版ポジションペーパー2023）が発表された．日本版ポジションペーパー2023の主な変更点は**表1**のとおりである．

表1 日本版ポジションペーパー2023の主な変更点．

MRONJの定義の見直し
①ステージ分類の改訂（ステージ0を不採用）
②リスク因子において「抜歯」を第一としない
③MRONJの最新の発症頻度の報告
④予防的休薬の是非
⑤治療戦略の変更
⑥医歯薬連携の具体案の提示

1-3 薬剤関連顎骨壊死にまつわる7つの疑問

これまで，多くの蓄積された報告から以下の疑問に対する回答がおおよそ得られている．

疑問1　顎骨壊死は本当にめったに発症しないのか

当初は正確な統計がなされていなかったが，現在は，兵庫県の集計調査や保険収載をベースにした（後述「1-4 わが国でMRONJ患者は増加している」参照），より客観性の高いおおよその発症頻度が報告されてきた．これらの結果から，わが国のMRONJの発症率は，欧米とは異なり，高い可能性がある．

疑問2　顎骨壊死を発症する薬剤にはどのような種類があるのか（CHAPTER 5参照）

骨吸収抑制薬以外にも血管新生阻害薬やロモソズマブといった新規骨粗鬆症薬や関節リウマチで投薬されているメトトレキサートでも発症が報告されている．これらは報告数や統計学的な観点から，十分なエビデンスは不足しているものの，今後増加する可能性はある．ただし現時点ではほとんどの原因薬剤はBPとDmabであることは変わらない．

疑問3　顎骨壊死の主たる原因は抜歯なのか

今まで顎骨壊死のもっとも大きな要因は抜歯であると考えられてきた．抜歯することによりMRONJが発症

するという定説が長年続いたことにより，BP や Dmab の投与を受けている患者は多くの歯科医院で抜歯してもらえず「抜歯難民」となった．しかし，実際は抜歯の適応となる歯の多くはすでに顎骨内感染をともなっているため，抜歯が引き金となって MRONJ が発症するケースは多いが，それはすでに発症している顎骨内病変が顕在化した結果であると考えられるようになった．すなわち，抜歯が真の原因ではなく，抜歯によって顕在化したという考え方である．このことは**投薬中の抜歯はなるべく避けたほうがよいのではなく，むしろ「適切な時期に」抜歯を検討すべき**という考え方に変えていく必要があると考える．

疑問4　抜歯前の休薬は本当に必要なのか

今回の日本版ポジションペーパー2023（日本版 PP 2023）では，**抜歯時の休薬は不要**と結論した．ただし，各薬剤ごとの検証は行われておらず，累積投与している場合など検討の余地は残されている．原則として，ARA 投薬中の患者の抜歯は，「**処方医に確認のうえ，休薬せずに抜歯**」が現段階の一般的な考え方である．

疑問5　感染をともなわない顎骨壊死は存在するのか

病理組織学的には無菌性（細菌感染をともなわない）の顎骨壊死は証明されていない．しかし，臨床的には下顎隆起や口蓋隆起上の骨露出など，明らかな感染が見当たらない MRONJ をしばしば経験する．このことは，**口腔感染を完全に制御しても，なお顎骨壊死が発症する可能性がある**ことを示唆する．すなわち，歯科医師だけではこの疾患を完全に制御できない可能性が残されている．

疑問6　顎骨壊死は本当に治るのか

日本版ポジションペーパー2016（日本版 PP 2016）では，MRONJ 治療のゴールは，病変の進行の抑制，保存的治療であった．しかし，最近の報告で MRONJ は**積極的な外科的治療で完治が望める**ことが示された．日本版ポジションペーパー2023では，骨露出を含めたすべての症状の消失，すなわち疾患の治癒が治療の目標となった．ただし，**外科治療が行えない患者や外科治療を希望しない場合は，症状の緩和**を治療の目標とする場合もある．顎骨壊死を治癒に導くポイントは治療が可能か考慮し，治療的休薬の可否を含め，適切な医科歯科連携を実践することが重要となる．

疑問7　医科歯科連携による予防は可能なのか

MRONJ 予防には，医師と歯科医師だけではなく，患者と接する薬剤師とも情報を共有し，それぞれの役割や治療の重要性を互いに理解することがきわめて重要である．骨吸収抑制薬を使用する場合は，医師は歯科の介入を依頼し，それに基づいて歯科医師は適切な診査・診断を行い，口腔管理を継続することが大切である．また，薬剤師にも MRONJ に対する正しい知識のもとで患者と接してもらう必要があり，そのために情報を適切に共有して連携を図る必要がある．

1-4　わが国で MRONJ 患者は増加している

本邦のレセプトデータに基づいた研究によると，MRONJ を発症した患者数は，2015年4月～2018年12月の3年9か月で，骨粗鬆症患者で1,603人（0.06%），悪性腫瘍患者で2,274人（1.47%）であったという報告がある（**図2**）[4]．

一方，公益社団法人日本口腔外科学会が，日本口腔外

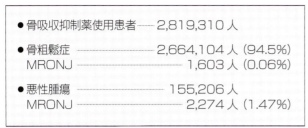

図2 レセプト情報・特定健診等情報データベースに基づいた日本国内におけるMRONJ患者数．＊参考文献4より引用・改変．

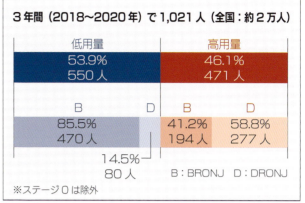

図4 兵庫県におけるMRONJの内訳．＊参考文献7より引用・改変．

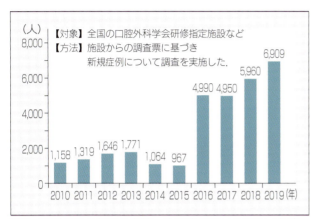

図3 顎骨壊死の年間患者数．本調査における2014年度，2015年度の調査票提出率はそれぞれ37.0%，33.0%と低く参考値として示す（2013年以前は提出率約85%，2016年以降は約90%）．＊参考文献6より引用・改変．

科学会研修指定施設を対象に全国調査を行ったところ，2011年から2013年では年平均1,579人のMRONJの症例数が報告された．この当時のMRONJの対象疾患はBPを投与されているBRONJの患者だけであった．この後Dmabも加わり，2016年に改訂版ポジションペーパーが発刊されると，ARONJ症例として症例数が劇的に増加した（**図3**）[6]．

さらに兵庫県では，主要な病院が集まり2018年から2020年の3年間における県内のMRONJ発症状況について調査を行った．その結果，主として骨粗鬆症に用いる低用量のARA投薬患者のMRONJ発症数は550人（53.9%）で，主としてがんの骨転移に用いる高用量のARA投薬患者は471人（46.1%）であった（**図4**）[7]．また，この結果から**MRONJはがん患者だけでなく，骨粗鬆症をはじめとする低用量ARA投薬中の患者にも発症する**ことがわかる．また，低用量ARAはBP製剤がほとんどであったが，高用量ARAはDmabが半数以上に投与されていた．これらの結果を見ると，わが国ではMRONJ患者は増加傾向にあるといって間違いはないであろう．

1-5 MRONJの定義・臨床症状

MRONJとは薬剤が原因で生じる顎骨壊死のことであるが，その病態の多くは感染をともなう顎骨骨髄炎である．発症初期は症状が軽微であることから，気づかずに放置することが多い．しかし症状が進行するにしたがいMRONJ特有の症状が発現するようになる．診断の決め手となるのが**口腔内の骨露出**である（**図5, 6**）．抜歯後に抜歯窩が治癒せずに骨露出する例が典型的である．しかし，顎骨が露出する前にも重要なサインがある．たとえば，**顎の鈍い痛み**や**下唇の知覚異常**（ワンサン症候）などである．

表2 MRONJ の診断基準.

以下の3項目を満たした場合に MRONJ と診断する.

① BP や Dmab による治療歴がある.
② 8週間以上持続して, 口腔・顎・顔面領域に骨露出を認める. または, 口腔内, あるいは口外から骨を触知できる瘻孔を8週間以上認める.
③ 原則として, 顎骨への放射線照射がない. また, 顎骨病変が原発性がんや顎骨へのがん転移ではない.

MRONJ の診断基準

MRONJ の診断基準を**表2**に示す. これを見ると, 「BP や Dmab による治療歴がある」「8週間以上持続した骨露出」, そして「(がんによる)放射線治療を受けていない, 他臓器のがんの骨転移ではない」ことの3つを診断基準として上げており, 画像や病理診断は含まれない.
すなわち, BP や Dmab 以外の薬剤により発症した顎骨壊死は MRONJ と呼べないことになり, 一見矛盾を生じていると考えるかもしれない. 日本版 PP 2023では, この基準について注釈が書かれている. 現時点においても MRONJ のほとんどが BP や Dmab の2薬によるものであり, その他の薬剤はまだ症例報告程度の論文が散見されるに過ぎず, 原因薬剤と断定するにはもう少しエビデンスの集積が必要であるとしている.

また, もう1つ「8週以上持続した骨露出」であるが, これは抜歯後の治癒遅延を念頭に置いた診断基準である. 今回抜歯が主たる原因でない顎骨内感染で生じる MRONJ の存在が委員会で指摘され, 早期発見, 早期治療の観点から, 付帯事項として, **8週以上待たなくても明らかに MRONJ と考えられる症例は診断してもよい**というわが国独自の基準を明記した. これにより, MRONJ が進行する前に治療, 治癒できる可能性が示された.

MRONJ の症例

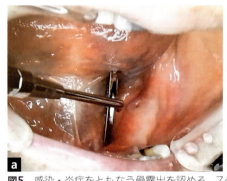
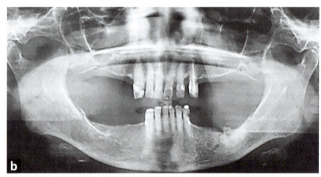

図5 感染・炎症をともなう骨露出を認める. 74歳, 女性. 乳がんの骨転移にてリセドロン酸ナトリウム投与歴あり(3年6か月). 口腔内で骨露出を認め, パノラマエックス線写真で骨硬化像, 腐骨の分離を認める.

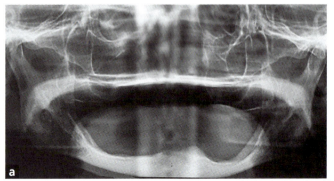
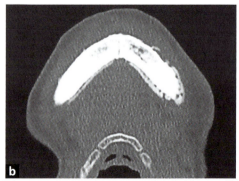

図6 潜在的 MRONJ. 83歳, 女性. 主訴はオトガイ部の知覚異常. 基礎疾患は骨粗鬆症で, アレドロン酸ナトリウム水和物(ボナロン®)を1年4か月投与.

1-6 MRONJ の画像所見

MRONJ の病態を把握するために画像所見は必要である．しかし，注意しなければならないのは，**MRONJ 特有の画像所見は存在しない**ことである．このため，画像所見だけでなく，臨床症状や服薬歴，経過，根尖病変や歯周病の程度などを含め総合的に判断する必要がある．多くの MRONJ の診断には，口内法エックス線，パノラマエックス線，CT（CBCT）が用いられる（**表3**）．

表3 MRONJ にみられる画像所見．

口内法エックス線写真	■ 歯根膜腔の拡大 ■ 垂直的歯槽骨吸収や根尖部の透過像および著明な骨硬化
パノラマエックス線写真	■ 骨融解像 ■ 骨硬化像 ■ 虫食い像 ■ 腐骨
CT（CBCT）	■ 骨融解や骨硬化 ■ 皮質骨の破壊 ■ 骨膜反応 ■ 腐骨分離 ■ 下顎管の肥厚 などが特徴的である

口内法エックス線写真

口内法エックス線写真は，根尖病変の存在や病巣周囲の骨硬化像が確認できるため，MRONJ の潜在病変の同定，ARA 投薬中患者の要抜歯の判定に使用できる可能性がある（**図7**）．

パノラマエックス線画像

パノラマエックス線画像は，歯槽部に加え，骨体部，下顎下縁の皮質骨の効果像，腐骨形成，骨膜反応などが確認できるため，MRONJ 診断に有益な情報を得ることができる（**図8**）．このようにパノラマエックス線画像は，下顎管や上顎洞底などの広範囲な評価が可能であるが，種々の障害陰影や拡大率の不均一があり，頰舌的情報が CT より劣るとされている．

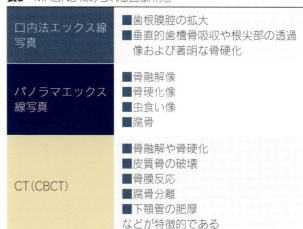

口内法エックス線写真から MRONJ の潜在病変を確認

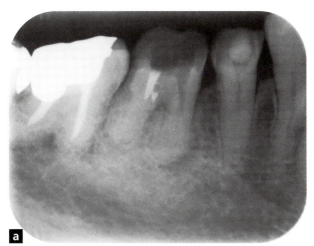
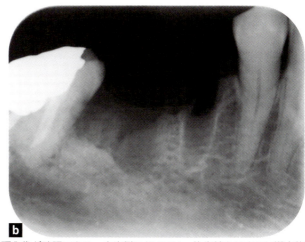

図7a, b 口内法エックス線写真より，根尖病変の存在や病巣周囲の骨硬化像が確認できる．本症例においては，抜歯前からすでに潜在的 MRONJ を発症していた可能性が考えられる．

CT（CBCT）

近年，一般開業歯科医院ではCT（CBCT）が普及し，MRONJを診断するうえで重要な所見，骨融解や骨硬化像，皮質骨の破壊，骨膜反応，腐骨分離，下顎管の肥厚などを確認することができる．また，CTは骨病変だけでなく，蜂窩織炎や瘻孔形成などの周囲軟組織変化も検出可能であるが，歯科用CTでは軟組織の評価は困難であるため，注意が必要である（図9）．

MRI，骨シンチグラフィ，Bone SPECT/CT，PET/CT

その他の画像所見として，最近ではCTに加え，MRI，骨シンチグラフィ，Bone SPECT/CTやPET/CTによる診断が報告されている．ただし，これらはいずれも専門施設で実施される限定的な評価法である．

① MRI

MRIは骨髄の炎症や周囲軟組織の炎症波及範囲の評価にすぐれている．MRONJ初期ではCTなどのエックス線画像で捉えられない場合があり，MRIでのT1強調像で低信号，T2強調像ならびに脂肪抑制像のSTIRで高信号となる場合があり[6]，早期診断に有用である．核医学検査として，^{99m}Tc（テクネチウム99m）骨シンチグラフィが骨病変に利用され，骨壊死とその周囲に集積することにより診断する．

②骨シンチグラフィ

骨シンチグラフィでは，早期MRONJを検出できる場合があり，骨吸収抑制薬の使用患者では定期的に骨シンチグラフィを行い，顎骨への集積を認めた際には歯科と連携を図ることも重要である．

パノラマエックス線写真から腐骨形成を確認

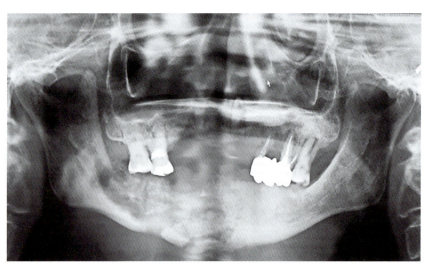

図8 本症例のパノラマエックス線写真からは，歯槽部に加え，骨体部，下顎下縁の皮質骨に広範な腐骨形成を認める．右側下顎管の走行は不明瞭であり，同側のオトガイ神経領域の知覚鈍麻を認める．

CTから骨融解や骨硬化像を確認

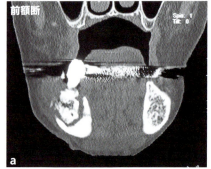
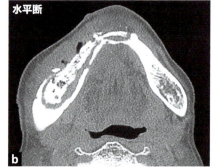

図9a, b 本症例のCTからは，右側下顎骨の骨融解や骨硬化像，皮質骨の破壊，腐骨分離を認める．

③ Bone SPECT/CT

近年ではこれらの single photon emission CT (SPECT)画像を定量評価可能なソフトウェアも開発さ れ，MRONJ 診断，ステージングへの応用，切除範囲の設定，消炎効果のモニタリングなどに利用されている．

1-7 骨吸収抑制薬（ARA）の投与を受けている代表的な患者

注射薬か，経口薬か

ARA が登場した当初，がん患者には注射薬，骨粗鬆症患者には経口薬しかなかった．このとき注射薬のほうが MRONJ の発症リスクが高く，注射薬は「こわい薬」，経口薬は「比較的安全な薬」と考えられてきた．しかし，イバンドロン酸ナトリウム水和物（ボンビバ®剤）やデノスマブ（プラリア®剤）といった注射薬が骨粗鬆症患者に使用されるようになり，注射薬と経口薬で適応患者を表すことはできなくなった．

高用量か，低用量か

このことから，日本版 PP 2023では，年間当たりの投与量として，「**高用量**」と「**低用量**」に分類した．それぞれの投与を受けている患者の MRONJ 発症にかかわるリスク因子を**表4**に示す．このうち，高用量の ARA の投与を受けている患者は主として悪性腫瘍の骨転移であり，低用量 ARA では骨粗鬆症の患者である．

CTIBL とはなにか

低用量 ARA 投与患者で，近年新たに**がん治療関連骨減少症**（**CTIBL**: cancer treatment induced bone

表4 ARA の適応疾患.

高用量 ARA	■多発性骨髄腫 ■悪性腫瘍の骨転移 ■悪性腫瘍にともなう高カルシウム血症 ■骨巨細胞種
低用量 ARA	■原発性骨粗鬆症 ■続発性骨粗鬆症 ■甲状腺機能亢進症 ■原発性副甲状腺機能亢進症 ■Cushing 症候群 ■ステロイド性骨粗鬆症（関節リウマチ，全身性エリテマトーデスなど） ■がん治療関連骨減少症（CTIBL）

loss）の患者が適応されるようになった．CTIBL とは，主として乳がんや前立腺がんなど，ホルモン依存性がんに対する薬剤によるホルモン除去治療により，骨密度低下およびそれにともなう骨折が惹起される病態をさす．ホルモン依存性のがん治療にともない，骨密度が減少するため，低用量の ARA を処方されている患者を指し，骨粗鬆症以外にも低用量 ARA の投与を受けている可能性があることを知っておく必要がある．

また，続発性骨粗鬆症患者の原疾患として，関節リウマチや全身性エリテマトーデスなど自己免疫疾患やアレルギー疾患患者などが，グルココルチコイド（ステロイド薬）の長期投与を受け，その副作用である骨粗鬆症予防を目的に ARA が投与されているケースである．

| 1-8 | **MRONJ の発症機序** |

MRONJ 発症に関するメカニズムとしては，BP や Dmab による破骨細胞の活性化阻害にともなう骨のリモデリング阻害が MRONJ 発症の中心的な役割を果たすことが示されている．さらに，顎骨への炎症または感染が MRONJ の発症ならびに進展に影響を与え，BP による直接的な血管新生阻害作用に加え，骨吸収抑制薬と併用する血管新生阻害薬や抗悪性腫瘍薬などによる影響で骨への栄養供給が絶たれ，MRONJ 発症を促す可能性が考えられる．

「感染先行型」と「骨壊死先行型」

多くの基礎研究や臨床報告の結果から，MRONJ の進展経路については大きく2つの経路が考えられる[5]．

1つは ARA が口腔内の感染病変の病態を修飾して骨髄炎を誘発する，すなわち**感染病巣内で ARA が引き金**となって MRONJ を生じる**感染先行型**（骨髄炎終末型）である．

2つめは，感染をともなわず ARA 自体が無菌性・虚血性の顎骨壊死を引き起こす**骨壊死先行型**である．しかし，口腔内に骨露出をきたすと，口腔内常在菌により早期に感染，炎症をきたすため，大部分は感染をともなう薬剤性の骨髄炎の病態である．無菌性・虚血性の顎骨壊死を証明することは困難である．

表5 MRONJ 発症を修飾する因子．＊日本版 PP 2023より引用・改変

薬剤関連因子	■BP および Dmab（投与量；高用量＞低用量，累積投与量） ■抗スクレロスチン抗体製剤ロモソズマブ ■抗悪性腫瘍薬：殺細胞性抗悪性腫瘍薬，血管新生阻害薬，チロシンキナーゼ阻害薬，mTOR 阻害薬 ■グルココルチコイド ■免疫抑制薬：メトトレキサート，mTOR 阻害薬
局所因子	■歯周病，根尖病巣，顎骨骨髄炎，インプラント周囲炎などの顎骨に発症する感染性疾患 ■侵襲的歯科治療（抜歯など） ■口腔衛生状態の不良 ■不適合義歯，過大な咬合力 ■好発部位：下顎＞上顎，下顎隆起，口蓋隆起，顎舌骨筋線の隆起
全身因子	■糖尿病 ■自己免疫疾患（全身性エリテマトーデス，関節リウマチ，シェーグレン症候群） ■人工透析中 ■骨系統疾患（骨軟化症，ビタミン D 欠乏，骨パジェット病） ■貧血（Hb＜10dg/dL） ■生活習慣：喫煙，飲酒，肥満 ■遺伝的要因

MRONJ 発症を修飾する因子を**表5**に挙げる．もし ARA 投薬に加え，**表5**の因子が重なっているようであれば，MRONJ 発症により注意する必要がある．

参考文献

1. Marx RE. Pamidronate (Aredia) and zoledronate (Zometa) induced avascular necrosis of the jaws: a growing epidemic. J Oral Maxillofac Surg. 2003 Sep;61(9):1115-7.

2. Ruggiero SL, Mehrotra B, Rosenberg TJ, Engroff SL. Osteonecrosis of the jaws associated with the use of bisphosphonates: a review of 63 cases. J Oral Maxillofac Surg. 2004 May;62(5):527-34.

3. Ruggiero SL, Dodson TB, Aghaloo T, Carlson ER, Ward BB, Kademani D. American Association of Oral and Maxillofacial Surgeons' Position Paper on Medication-Related Osteonecrosis of the Jaws-2022 Update. J Oral Maxillofac Surg. 2022 May;80(5):920-43.

4. Ishimaru M, Ono S, Morita K, Matsui H, Hagiwara Y, Yasunaga H. Prevalence, Incidence Rate, and Risk Factors of Medication-Related Osteonecrosis of the Jaw in Patients With Osteoporosis and Cancer: A Nationwide Population-Based Study in Japan. J Oral Maxillofac Surg. 2022 Apr;80(4):714-27.

5. Okamura M, Suzuki T, Oomura Y, Matsunaga S, Nomura T. Effect of bacterial infection on bone quality and structure in osteonecrosis of the jaw by Bisphosphonate (BP) administration. J Hard Tissue Biol. 2021；30(3)：323-30.

6. 岸本裕充，栗田浩．国内のビスホスホネート関連顎骨壊死患者は依然として著明に増加　口腔外科疾患調査の結果から．日本口腔外科学会雑誌．2022；68(3)：161-3.

7. Nashi M, Kishimoto H, Kobayashi M, Tachibana A, Suematsu M, Fujiwara S, Ota Y, Hashitani S, Shibatsuji T, Nishida T, Fujimura K, Furudoi S, Ishida Y, Ishii S, Fujita T, Iwai S, Shigeta T, Harada T, Miyai D, Takeda D, Akashi M, Noguchi K, Takenobu T. Incidence of antiresorptive agent-related osteonecrosis of the jaw: A multicenter retrospective epidemiological study in Hyogo Prefecture, Japan. J Dent Sci. 2023 Jul;18(3):1156-63.

CHAPTER 2

MRONJ に関する米国口腔顎顔面外科学会（AAOMS）ポジションペーパー2022年最新版

原著

Ruggiero SL, Dodson TB, Aghaloo T, Carlson ER, Ward BB, Kademani D. American Association of Oral and Maxillofacial Surgeons' Position Paper on Medication-Related Osteonecrosis of the Jaws-2022 Update. J Oral Maxillofac Surg. 2022 May；80（5）：920-43.

MRONJ 特別委員会

Salvatore L. Ruggiero, DMD, MD
　Clinical Professor, Division of Oral and Maxillofacial Surgery, Stony Brook School of Dental Medicine, Hofstra North Shore-LIJ School of Medicine, New York Center for Orthognathic and Maxillofacial Surgery, Lake Success, N.Y.

Thomas B. Dodson, DMD, MPH
　Professor and Chair, University of Washington School of Dentistry, Department of Oral and Maxillofacial Surgery, Seattle, Wash.

Tara Aghaloo, DDS, MD, PhD
　Professor, Oral and Maxillofacial Surgery, Assistant Dean for Clinical Research, UCLA School of Dentistry, Los Angeles, Calif.

Eric R. Carlson, DMD, MD, EdM
　Professor and Kelly L. Krahwinkel Endowed Chairman, Department of Oral and Maxillofacial Surgery, University of Tennessee Graduate School of Medicine, Knoxville, Tenn.

Brent B. Ward, DDS, MD
　Chalmers J. Lyons Professor of Oral and Maxillofacial Surgery, Associate Professor of Dentistry, Chair of the Department of Oral and Maxillofacial Surgery/Hospital Dentistry in the School of Dentistry and Associate Professor of Surgery for the Medical School, University of Michigan Hospital, Ann Arbor, Mich.

Deepak Kademani, DMD, MD
　Chief of Staff North Memorial Health, Fellowship Director, Oral/Head and Neck Oncologic and Reconstructive Surgery Attending Surgeon, North Memorial Health and the University of Minnesota. Private practice, Minnesota Oral and Facial Surgery and Minnesota Head and Neck Surgery, Minneapolis, Minn.

＊ AAOMS：American Association of Oral and Maxillofacial Surgeons

監訳

柴原孝彦
　東京歯科大学名誉教授

野村武史
　東京歯科大学口腔腫瘍外科学講座 / 口腔がんセンター

矢郷　香
　国際医療福祉大学三田病院歯科口腔外科

要旨

American Association of Oral and Maxillofacial Surgeons（米国口腔顎顔面外科学会；以下，AAOMS）では，MRONJ（medication-related osteonecrosis of the jaw），以前はBRONJ（bisphosphonate-related osteonecrosis of the jaw）と呼ばれていた患者に対する管理とリスクについて，過去2007，2009，2014とアップデートし，今回で4回目となった．このポジションペーパーは，AAOMSの理事会が任命し，当該患者の対処に豊富な経験をもつ臨床医と臨床および基礎科学の研究者からなる委員会によって作成された．

MRONJに関する知識や経験はつねに進歩しつづけており，このため以前のポジションペーパーを改訂する必要が生じた．AAOMS委員会の1つであるCommittee on Oral, Head, and Neck Oncologic and Reconstructive Surgery（COHNORS〔口腔・頭頸部再建外来〕）のメンバー3名と2014年のポジションペーパーの著者3名をワーキンググループに任命し，現在の文献を分析し，この分野の最新の知見を反映するために指針を改訂した．今回のアップデートは診断や管理方法の改訂と現在の研究のハイライトを含んでいる．AAOMSはこの情報をきわめて重要なものとして他の医療の専門家や医療機関に引き続き広めていく．

2-1 はじめに

歯科および内科的疾患のために処方される薬には，リスクとベネフィットの議論を要する潜在的な副作用がある．治療域が広く，合併症が容易に変更（是正）される場合，選択は簡単ですむ．しかし，治療域が広く合併症が大きい場合，薬物療法を継続するかどうかの判断は難しくなる．MRONJのほとんどの症例では，局所療法が奏功する．したがって，少数の残りの患者に対して複雑な治療が要求されるということは，他のすべてのMRONJ患者の治療決定に影響を与えるべきでない．

MRONJに関連する薬剤は，ほとんどの患者にとって臨床試験や市販後の分析で安全で有効であることが証明されている．適応があれば主力治療として継続する必要がある．MRONJのリスクを患者と医療従事者に伝えることは，適切な医療を行うために非常に重要である．当然だが，新しい薬剤が市場に出回るにつれて，リスク情報は変化する可能性がある．さらに，疾病の病態生理，

リスク修飾因子，治療戦略に関するわれわれの理解も進化し続けるであろう．そのためには，臨床医が患者の治療方針を決定する際に，現在利用可能な科学的証拠に基づくことがもっとも重要となる．

MRONJのリスクがある患者，またはMRONJを発症した患者の管理に関する治療戦略は，2007年，2009年，2014年のAAOMSのポジションペーパーに記載されている[1~3]．これらのポジションペーパーは，AAOMS委員会により任命された，豊富な経験をもつ臨床医および基礎科学研究者で構成された委員によって作成された．MRONJに関する知識基盤と経験は進化・拡大し続けているため，以前に発表されたポジションペーパーを修正・改良する必要がある．AAOMSの委員会のメンバー3名で構成されるワーキンググループAAOMS COHNORSのメンバー3名と2014年版のポジションペーパーの著者3名で構成されるワーキング

グループが，ガイドラインを改訂し，この分野の最新の知識を反映させるため2020年秋にリモートで招集された．今回の更新には，病因や管理戦略の改訂，現在の研究状況のハイライトが含まれている．AAOMSは，この情報を他のヘルスケアにかかわる専門家や組織関係者に広めることがきわめて重要であると主張している．

2-2 目的

　このポジションペーパーの目的は，以下の内容に関するアップデートを提供することである．
① MRONJ 発症のリスク評価
②医療従事者や患者が医学的な判断を容易にするため，MRONJ に関連する薬剤投与のリスクとベネフィットの比較およびアルゴリズムを確立する

③臨床家へのガイダンス
a　骨吸収抑制薬（ARA）を投薬された既往がある患者のMRONJ の鑑別診断
b　MRONJ の予防策とステージに基づいた MRONJ 患者の管理方法

2-3 薬剤

　ビスホスホネート（BP）は，固形がん（乳がん，前立腺がん，肺がん）の骨転移や多発性骨髄腫に関連する骨有害事象（SREs），すなわち高カルシウム血症，脊髄圧迫，病的骨折などに効果的な骨吸収抑制薬（ARA）である．BP製剤ががんの生存率を改善するかどうかは議論の余地がある一方で，進行がん患者の QOL や骨関連事象の減少や予防に大きな効果があることは確かである．

　BP 製剤は，骨粗鬆症，骨減少症患者の骨粗鬆症関連骨折（脆弱性骨折）の予防にも使用されている[14~16]．経口投与のアレンドロン酸（フォサマック®），リセドロン酸（アクトネル®），非経口投与のゾレドロン酸（リクラスト®），イバンドロン酸（ボンビバ®）などの BP 製剤により，骨粗鬆症患者の脊椎，非脊椎骨折は有意に減少する[17~20]．

　BP 製剤による治療はページェット病や骨形成不全症などの骨代謝疾患にも適応がある[1~23]．しかし，線維性骨異形成症への治療効果はまだ実証されていない[24]．

　デノスマブ（Dmab）は RANK リガンド（receptor activator of nuclear factor kappa-B ligand：以下，RANK-L）に対するヒトモノクローナル抗体で，破骨細胞の機能と関連する骨吸収を抑制する骨吸収抑制薬である．デノスマブ（プラリア®）は6か月ごとの投薬で骨粗鬆症患者の脊椎，非脊椎，臀部骨折リスクを有意に低下させる[25~28]．デノスマブ（XGEVA®）も月1回の投与で腫瘍からの代謝性骨疾患による骨吸収を抑制する[29~31]．

　RANK-L 阻害薬は骨巨細胞腫や線維性骨病変などの治療についても効果を認める[32~36]．BP とは異なり，RANK-L 阻害薬は骨に結合せず，骨リモデリングに対する効果は投与中止後6か月以内にほとんど消失する．

　ロモソズマブは骨粗鬆症の女性の骨折防止に使用される新しいモノクローナル抗体である．ロモソズマブは皮下注で，スクレロスチンへの結合と抑制により Wnt シグナル（訳注：発生に関与し，臓器の形成を制御する．細胞増殖や分化を制御する細胞内シグナル伝達機構のひとつ）経路に作用し，骨形成の増加と骨吸収の抑制が起こる[37]．

2-4 MRONJ の定義（診断基準）

　MRONJ は他の骨壊死と明確に区別され，病歴や臨床的な検査により同定されるべきである．MRONJ 診断となる基準は前回のポジションペーパーから変更していない[3]．
　MRONJ の定義は以下の項目がすべて含まれる，
①現在または過去に骨吸収抑制薬の治療か単独，または

それに合わせて，免疫調節薬，血管新生阻害薬を併用したことがある
②骨露出，または口腔内，口腔外の瘻孔から骨をプロービングで触知できる状況が8週間以上継続している
③顎骨への放射線療法や照射歴，骨へのがんの転移性病変がないこと

2-5 ステージ分類

　MRONJ のステージングシステムは，2009年の AAOMS ポジションペーパーで初めて紹介され，その後2014年のポジションペーパーで修正された．これらの改定から，MRONJ の臨床的所見により，あらゆる観点でより正確に特徴づけられるようになった．AAOMS ステージングシステムは，患者を適切に分類するために明快で重要な指標であり続けている．そしてそれは，さまざまな学会や研究機関で用いられている．このステージ分類は合理的な治療ガイドラインの作成を容易にし，MRONJ 患者の予後や治療成績のデータ収集を助けている．他の組織においては，違った分類があることを AAOMS は認識しているが，AAOMS の考え方は MRONJ の治療に携わる臨床医の指南書として広く受け入れられていると考えている[38]．AAOMS では依然として，MRONJ にしばしば遭遇する特徴的な放射線画像に注視しすぎると，MRONJ の診断基準に合致しない偽陽性（たとえば，MRONJ を疑う放射線所見を有する症例）を病因に含むことによって真の疾患頻度を過大評価する可能性があることを懸念している．
　整形外科の文献によると，大腿骨頭の血管壊死（AVN）が疑われるが，診断情報が決定的でない場合の病期分類としてステージ0の有用性が確立されている[39]．MRONJ のステージ0分類は原理的に類似しており，

明らかな骨露出の前に存在する MRONJ の広範なエックス線所見を考慮していると考えている．したがって，AAOMS は，現在の分類システムを修正することなく維持することを決定した．

2-1　リスクのある患者

　骨壊死の徴候を認めない．静注あるいは経口の骨吸収抑制薬の治療を受けている患者

2-2　ステージ0（露出のない骨変性）

　骨壊死を起こしている確たる証拠はないが，以下のような非特異的な徴候，または臨床的，放射線学的所見を有している患者
①兆候
・歯性と説明できない歯，または周囲の痛み
・顎関節部にまで放散することもある鈍い歯槽骨の痛み
・炎症または上顎洞壁の肥厚に関連の可能性がある副鼻腔の痛み
・神経感覚機能の変化
②臨床所見
・慢性歯周病では説明できない歯の動揺

・口腔内または口腔外の腫脹

③放射線画像所見

・慢性歯周病に起因しない歯槽骨の喪失または吸収

・骨硬化像と抜歯後の新生骨の喪失

・顎骨またはその周囲骨を含む骨硬化領域の出現

・歯根膜の肥厚，または不明瞭化(歯根膜の肥厚，硬化，歯根膜腔の縮小)[40]

これらの非特異的な所見は，骨露出をともなわないMRONJの多様性を特徴づけるものであり，ステージ1，2，3の病歴を持ち，治癒して骨露出の臨床的証拠がない患者にも起こり得る．ステージ0の患者の50%がステージ1に進行することが報告されており[41]，AAOMSはステージ0の患者をMRONJの前駆症状とみなすことが賢明であると考えている．

2-3　ステージ1

無症状で炎症や感染巣のない患者で，壊死骨の露出または瘻孔から骨をプロービング可能な状況が該当する．これらの患者には，歯槽骨に限局したステージ0相当の放射線画像所見が観察されることがある．

2-4　ステージ2

炎症や感染の兆候があり，壊死骨の露出または瘻孔から骨をプロービングで触知可能な状況．自覚症状をともなう．これらの患者には歯槽骨に限局したステージ0相当の放射線画像所見が観察されることがある．

2-5　ステージ3

壊死骨の露出または瘻孔から骨をプロービングで触知可能な状況．感染所見に加えて以下の所見が1つ以上認められる．

・歯槽骨を越えた領域(下顎骨下縁，下顎枝，上顎洞，頬骨など)まで及ぶ骨壊死

・病的骨折

・口腔外瘻孔

・上顎洞口腔 / 鼻口腔瘻

・下顎下縁，上顎洞底を越える骨の溶解性変化

2-6　因果関係

重要なことはMRONJの発症リスクがあるか，またはすでにMRONJを発症している患者は，MRONJと混同されない他の一般的な臨床症状を示すのを理解しておくことである．よく誤診される疾患として，歯槽骨炎，副鼻腔炎，歯肉炎 / 歯周炎，う蝕，根尖病変，歯痛，非定型神経痛，線維性骨膜症，肉腫，慢性硬化性骨髄炎，顎関節症などが挙げられるが，これら以外のものもある．重要なのは，治癒遅延，骨露出，腐骨化は骨吸収抑制薬の投与を受けていない患者にも起こり得るということである[42]．

あらゆる薬剤に関連する合併症の因果関係は疫学的に調査されている．MRONJは稀な疾患で，多因子性であり，骨吸収抑制薬に曝露されていないが同じ臨床像を呈する患者が存在することはよく知られている．骨吸収抑制薬を使用していない患者における顎骨壊死は細菌，ウイルス，真菌の感染，外傷，喫煙，ステロイド，免疫不全，自己免疫疾患，糖尿病，がん薬物療法などによって起こると報告されている[43~57]．さらに，骨形成不全のような患者群では，骨吸収抑制薬による治療が行われているが，MRONJ発症の報告はない[58]．MRONJに関連する薬剤を投与されている患者の多くは他の疾患を有しており，それが増悪因子や寄与因子の可能性もある．これらの交絡要素が発生率や有病率を推定するのを難しくしている．

臨床試験は，有効性と安全性のデータを得るためのゴールドスタンダードである一方，まれな事象を実証するための検出力は低い．MRONJが発見される以前に，BP製剤の大規模ランダム化縦断試験で最長10年間の患者追跡調査を行ったが，合併症としての顎骨壊死はほぼ発見されなかった[17, 59]．最近のHORIZON Pivotal Fracture trialでは，3,889人の無作為化患者に，年1回のゾレドロン酸投与とプラセボ投与を3年間行い，介入群に1人，プラセボ群に1人の患者がMRONJを発症した[18]．この試験を6年まで延長したところ，治療群に1名のMRONJ患者が追加された[60]．9年まで延

長した結果，MRONJ の新たな確認例はなかった[61]．

臨床症状を呈している個々の患者はともかく，全体としてみれば，決定的な因果関係を証明することは依然として困難である．臨床医は，これらの事実を認識したうえで，治療法の推奨を決める必要がある．

2-7　病態生理学

2014年のポジションペーパー以来，臨床，動物実験の両面で MRONJ の病態生理学に関する多くの知見が得られた．動物実験にはオーバードーズされたり，実際の臨床環境を反映していない多くの制約があることも記載されなければいけない．とはいえ，疾患のメカニズムを理解するうえで動物実験は重要であり，エビデンスに基づく臨床的な意思決定のための1つの基準となり得る．

膨大なデータベースは，臨床家や研究者の間で多くの議論がなされ，今日の治療プロトコールに寄与している[62~65]．顎に特有の疾患特異性から，骨リモデリング阻害，炎症や感染，血管新生阻害，免疫機能障害，遺伝的素因などの仮説が有力視されている[3, 65]．動物とヒト研究の両方とも，骨吸収抑制薬の薬理作用に細菌感染が加わることが MRONJ を惹起するのに必要十分な条件であることを示唆している．しかし，知識が得られるにつれて MRONJ は多因子性の疾患であることが明確になってきており，複数の仮説によって本疾患全体の病態生理を説明できる可能性が高くなっている[3, 65]．

①骨リモデリングの阻害

MRONJ の定義は，経口または非経口の骨吸収抑制薬の投与が含まれるため，骨のリモデリング阻害は病態生理学に主たる仮説の1つとなる．BP 製剤とデノスマブを含む骨吸収抑制薬は，破骨細胞の形成，分化，機能に直接的に作用する．BP 製剤は，骨のリモデリングを抑制し，骨のミネラル濃度を増加させ，脊椎や長骨の骨折を減少させるための第一選択薬である[66, 67]．より高用量での BP 製剤は，原発性の骨の悪性腫瘍またはがんの骨転移，高カルシウム血症を含む骨関連事象の減少，疼痛の改善，QOL 改善のために使用される[68~72]．デノスマブは2010年に使用が承認され，この10年間で骨粗鬆症と悪性腫瘍の両方で使用量が大幅に増加した．デノスマブ使用者の MRONJ の有病率は，少なくとも BP 使用者と同程度であり，その理由としては，おそらく骨吸収を抑制する作用が強いためと思われる[30, 73~75]．これは，動物実験でデノスマブ投与マウスの歯槽骨周囲に破骨細胞が消失したことからも支持されている[76]．ヒトにおいても BP 治療患者の壊死骨周囲に，機能しない破骨細胞の数の増加が認められ，これは，骨のリモデリング抑制が MRONJ の病態生理学において主たる仮説であることを強く支持するものである[77]．デノスマブ投与患者における MRONJ の発症により，その病態の根底には破骨細胞の機能異常があることが一段と明らかになってきた．

BP 製剤またはデノスマブの投与中止を評価する動物実験から，MRONJ の予防と解消における骨リモデリングの重要性がさらに強調された．顎骨壊死が形成されたラットは，骨吸収抑制薬を中止しても治癒しなかった．しかし，抜歯前に BP 製剤ではなくデノスマブを中止することで，ラットの MRONJ 発生を防ぐことに成功した[78, 79]．さらに，副甲状腺ホルモンは骨芽細胞に直接作用して骨形成を誘導し，間接的に破骨細胞の骨吸収と全体のリモデリングを増加させる．副甲状腺ホルモンはラットでは MRONJ を予防し，抜歯窩治癒を改善することが示された．また患者でも限定的であるが，効果が示されている[80~82]．このような結果は MRONJ の発症に破骨細胞の抑制が中心的な役割を果たしていることをさらに裏付けるものである．

②炎症または感染

MRONJ 発症のもっともメジャーな要因は抜歯であると多くの研究で報告している．しかしほとんどの抜歯された歯は，すでに歯周病や根尖性歯周炎などに罹患していたことは確実である[3, 64, 83, 84]．炎症や感染を有する動物実験モデルでは，MRONJ の臨床的，放射線学的，病理学的特徴が再現された[85~88]．炎症性サイトカインが MRONJ の発症部位に特異的に発現していることも，炎症が強く関与していることを裏づけている[89]．全身性の炎症性疾患が MRONJ の発症に寄与する証拠として，実験的にリウマチを誘発させたマウスでは，骨露出の増加，顕著な放射線画像所見，炎症性細胞浸潤，広範囲な

組織学的な壊死範囲の増加などの，より重篤なMRONJが観察された[90]．さらに，マウスの歯根膜で誘発された歯周炎の炎症性病巣を除去すると，MRONJの進行が改善され，炎症の抑制により病勢の進行が抑えられることが示され，炎症性の病態であることが支持された[91]．また，抗炎症作用を有する末梢血単核細胞を移植すると，軟組織の治癒の改善，炎症性多核白血球，炎症マーカーの減少，さらに血管分布密度の増加などにより，MRONJの発症数が減少した[92]．これらの主要な所見は，MRONJの疾患の有病率，重症度，および治癒において，炎症や感染が重要な役割を担っていることを裏付けるものである．

　露出壊死骨表面の細菌の存在もMRONJの重症度に影響し，痛みや感染徴候があればステージ2と定義される[3, 93, 94]．口腔衛生状態が悪くバイオフィルムが存在していることが，MRONJの発症に関連していることは驚くことではない[95, 96]．そして，骨吸収抑制薬の開始前の口腔衛生管理と予防処置はMRONJの有病率を低下させる[97, 98]．重要なことは，バイオフィルムを減少させ，感染を根絶するための治療法が，理想的な外科手術の候補でない患者において，デブリードマン(骨削去)や切除術に代わる重要な選択肢として浮上してきた[63]．

③血管新生阻害

　骨壊死は歴史的に無血管性または無菌性壊死として定義されている．もっとも一般的には，大腿骨頭への血流減少にともなう骨細胞死として特徴づけられる[99]．しかし，MRONJは骨吸収抑制薬または血管新生阻害薬投与にともなう顎顔面領域の壊死骨として定義される．ゾレドロン酸をはじめとするBP製剤は，in vitroでもin vivoでも直接的に血管新生を抑制する[100~103]．また動物実験モデルでは，MRONJ群の血管分布密度の減少，骨治療の初期段階における微小血管数の減少などが認められた[104]．加えて，抜歯窩治癒で一般的に認められる血管新生は，BP製剤によって抑制される．また，BP製剤とデノスマブは，ともにMRONJ発症の初期および後期に，歯周組織の動脈面積，静脈面積および全体の血管新生を減少させることが示されている[105, 106]．VEGF(血管内皮増殖因子)抑制薬，チロシンキナーゼレセプター抑制薬，免疫調節薬などの血管新生阻害薬はMRONJに関連している可能性がある[107~109]．さらに，骨吸収抑制薬と血管新生阻害薬の両方の薬剤を投与されている多発性骨髄腫の患者は，いくつかの論文で高いMRONJの罹患率が報告されている[110~114]．MRONJの治療で重要なことは，病変の境界を見きわめることだが，これはMRONJの病変に隣接して微小血管の異常をともなう粘膜異常がみられることがあるため，困難なことが多い[115]．ただし，重要なことは，血管新生阻害薬を使用している患者におけるMRONJの発生率は，骨吸収抑制薬を使用している患者よりもはるかに低いことである．

④自然免疫不全または後天性免疫不全

　動物実験では，骨吸収抑制薬による骨モデリング低下と炎症あるいは局所感染の双方がMRONJ発症の必要条件であることが確認されているが，感染を有するすべての患者にMRONJが起こるわけではない．糖尿病やリウマチ，免疫不全などの合併症を有する患者は，骨吸収抑制薬投与の有無にかかわらずMRONJの発症リスクが高いことが知られている[3, 64, 114~116]．骨転移や原発性骨悪性腫瘍の患者は免疫系の異常をともなう[117]．これも動物実験で確認されているが，がん薬物療法，ステロイド，疾患修飾性抗リウマチ薬(DMARDs)や血管新生阻害薬と骨吸収抑制薬が併用されるとMRONJの有病率や重症度が増大する[118~120]．また，多発性骨髄腫で複数の化学療法薬を投薬されている場合も，MRONJの発症率が高くなる[110~121]．

　治癒しないMRONJ病変部に間葉系幹細胞(MSCs)を補充して免疫機能を改善することは，とくに免疫不全の患者において，治療上の関心事となる可能性がある．最近の研究では，ヒトとラットのMRONJ壊死骨サンプル中の変異したT細胞の数やパターンが健康な患者と異なることが示された[122]．前臨床試験でも，脂肪や骨髄由来のMSCsを全身に投与すると，MRONJが治癒または予防されることが確認されている[123~125]．

⑤遺伝的要因

　2014年のポジションペーパーでは，一塩基多型(SNPs)がMRONJの発症と関連しているいくつかの報告を確認した．一塩基多型のほとんどは骨のターン

オーバー，コラーゲン生成，骨代謝疾患に関連する遺伝子領域内に存在している．MRONJ に対する一塩基多型の役割を支持するエビデンスは増えている[126, 127]．骨形成を促進する骨リモデリング制御因子であるサーチュイン -1（SIRT1）は，発現が上昇すれば MRONJ に対して保護的に働く可能性がある[128]．SIRT1 はまた，炎症の抑制と血管新生の誘導の両方に関与しており，MRONJ の主要な仮説のいくつかにおける役割が示唆されている．血管新生，骨のリモデリング，免疫応答の役目を通して MRONJ リスクを高める遺伝子として，PPAR ガンマ，CYP2C8 やその他多くの遺伝子が報告されている[129]．

総合的に見てこれらの研究は，MRONJ が多要因で発症する疾患で，遺伝的要因は発症にかかわっているかもしれない[130]．しかし，全体的にみると現在の研究では MRONJ の発症リスクと遺伝要因との間には弱い関連性，または関連性がないことが示されている[131]．これらの課題を検証するためには，乳がんや前立腺がんの転移，多発性骨髄腫，骨粗鬆症を有する BP 製剤とデノスマブ投与を投与されている患者の遺伝的リスクを同定し，より大きなサンプル数の研究を行う必要がある．

MRONJ の危険因子

2-6 薬剤関連のリスク因子

MRONJ に関連する薬剤のリスクを推定するために考慮される主なパラメーターは，適応症（たとえば悪性腫瘍または骨粗鬆症 / 骨減少症）である．骨吸収抑制薬（BP 製剤とデノスマブ）は MRONJ の発症リスク増加と関連していることは多くのデータから示唆されている．MRONJ の発症リスクは，悪性腫瘍群では 5% 未満であり，骨粗鬆症群の 0.05% 未満と比較するとかなり高い．他の薬剤については，リスクを評価するためのデータが現段階では不足している．

がん患者の MRONJ リスク

薬剤投与による MRONJ のリスクを推測するには，骨吸収抑制薬が投与されていない人の MRONJ リスクを考慮しなければならない（**表1**）．臨床試験に登録され，プラセボ群に割りづけられたがん患者の MRONJ の発症リスクは，0% から 0.7% となっている[132~138]．

a ゾレドロン酸を投与されているがん患者では，MRONJ の累積リスクは 5% 未満で，0〜18% の範囲であった[113, 132, 133, 137~144]．範囲が広がったのは観察期間によるものの可能性が考えられる．これらの研究の観察期間は，1〜10年と研究によって開きがあった．ゾレドロン酸投与のがん患者の MRONJ 発症リスクは，プラセボ投与のがん患者と比較すると 2〜10倍であった．

b デノスマブを投与されているがん患者では，MRONJ の発症リスクは 0〜6.9% であり，多くの研究では 5% 未満であった[113, 134, 135, 138, 141, 142, 144, 145]．ゾレドロン酸投与のがん患者群とほぼ同等の発症率を示した[135, 141, 142, 144, 145]．

2014年のアップデート以来，研究者は MRONJ の

表1 ポジションペーパー2023の主な変更点.

		薬剤					研究デザイン
		プラセボ	ゾレドロン酸塩	経口 BPs	デノスマブ	ロモソズマブ	
適応症 / 悪性腫瘍	Coleman[138] (2020)	0.2% (2,218)			5% (2,241)		RCT[*1]
	O' Carrigan[137] (2017)	0.7% (6,788)			0.4% (6,788)		システマティックレビュー
	O' Carrigan[137] (2017)	0% (3,060)	1% (3,078)				システマティックレビュー
	Macherey[136] (2017)	0.7% (818)	1.5% (808)				システマティックレビュー
	Gnant[247] (2015)	0% (903)	0% (900)				RCT
	Coleman[133] (2014)	0% (1,679)	1.7% (1,681)				RCT
	Valachis[132] (2013)	0% (3,039)	0.52% (4,774)				システマティックレビュー
	Boquete-Castro[135] (2016)	0.1%	1.14%		1.7%		システマティックレビュー
	Coleman[138] (2020)	0.2% (2,218)			5.4% (2,214)		RCT
	Gnant[247] (2015)	0% (1,709)			0% (1,711)		RCT
	Raje et al[113] (2018)		2.8% (82)		4.1% (850)		RCT
	Himelstein[140] (2017)		1.5% (1,822)				RCT
	Henry[141] (2014)		1.1% (786)		0.8% (792)		RCT
	Yang[248] (2019)		2% (8,525)				システマティックレビュー
	Peddi[142] (2013)		1.3% (2,846)		1.8% (2,885)		システマティックレビュー
	Ng[145] (2021)		1.6-4%[*2] .3.8-18%[*3]		1.9%[*3] 6.9%[*3]		システマティックレビュー
	Wang[144] (2014)		1.4% (1,013)		2% (1,020)		システマティックレビュー
骨粗鬆症	Papapoulos[26] (2012)	0% (3,383)			0.04% (4,549)		RCT
	Grbic[150] (2010)	0.02% (4,945)	0.02% (5,864)				システマティックレビュー
	Cosman[151] (2016)	0% (3,322)					RCT
	Saag[37] (2017)			0.05% (2,047)			RCT
	Bone[153] (2017)				0.3% (2,343) 10-yr f/u		RCT
	Hallmer[75] (2018)			0.043%			人口調査 (50,000)
骨系統疾患	Chawla[156] (2019)				5% (532)		前向き研究
	Rutkowski[155] (2018)				0.7% (138)		後ろ向き研究

[*1] 無作為化臨床試験　[*2] 2年未満の経過観察　[*3] 2年以上の経過観察

危険因子として多数の薬物を指摘している[146~149]. スニチニブのようなチロシンキナーゼ阻害薬(TKIs), モノクローナル抗体製剤(ベバシズマブ), VEGE阻害薬(アフリベルセプト), mTOR阻害薬(エベロリムス), 放射線医薬品(ラジウム223), 選択的エストロゲン受容体調節薬(ラロキシフェン), 免疫抑制薬(メトトレキサートとコルチコステロイド)などが含まれている.

骨吸収抑制薬と比較した場合, MRONJのリスクファクターとしての他の薬物を支持するエビデンスはレベル5(症例報告, あるいは5症例未満のミニケースシリーズ)である[146~149]. がん患者の多剤併用療法は, 骨吸収抑制薬を投与されていない場合でも, 免疫抑制によるMRONJの発症リスクとなる事実を考慮すると, AAOMSは症例報告やミニケースシリーズにおいて単一の薬剤がMRONJの病因であると特定することは考えにくいとした. 骨吸収抑制薬以外の薬剤に関連したMRONJ発症リスクについては, さらなる臨床前向き研究が必要である.

骨粗鬆症患者でのMRONJ発症リスク

ほとんどの歯科医師と口腔外科医は, 日常的に骨粗鬆症で骨吸収抑制療法を受けている患者を診察している(**表1**).

a BP製剤投与中の骨粗鬆症患者のMRONJ発症リスク

骨粗鬆症でプラセボを投与された患者のMRONJの発症リスクは0~0.02%と報告されている[26, 150, 151]. BP製剤投薬群では0.02~0.05%であった[37, 75, 152]. ゾレドロン酸投与群のMRONJの発症リスクは0.02%以下(10,000人中2名以下)と推定された. 経口BP製剤投与群のMRONJの発症リスクは0.05%以下(10,000人中5名以下)と推定された.

b RANK-L抑制薬投与中の骨粗鬆症患者のMRONJ発症リスク

10年のフォローアップ期間後のデノスマブ投与患者のMRONJの発症リスクは0.3%と報告されており, BP製剤投与患者よりも1桁高い数字が報告されている[153].

c ロモソズマブ投与によるMRONJ発症リスク

ロモソズマブ投与によるMRONJ発症リスクは0.03~0.05%であり, アレンドロン酸の0.05%とほぼ同等であった[37, 151]. プラセボ群ではMRONJはみられなかった[151]. ロモソズマブのMRONJリスクを評価するには, さらなる調査が必要である.

BP製剤を投与されている骨粗鬆症患者のMRONJ発症リスクは0.02~0.05%であり, 0~0.02%のプラセボ群と同等である. デノスマブを投与されている骨粗鬆症患者のMRONJの発症リスクは0.04~0.3%と幅があった. デノスマブのリスクの推測に関してはさらなる研究が必要である. ロモソズマブのMRONJ発症リスクは0.03~0.05%で, BP製剤と変わらない結果であった[37, 151]. しかし, ロモソズマブは新しい薬であり, リスクの推定にはさらなる研究が必要である.

最近のreviewに基づくと, 骨粗鬆症患者のMRONJ発症リスクはBP製剤, デノスマブ, ロモソズマブともに低い値となっている. 55歳以上の510万人の投薬患者の中での稀な事例という説明がもっとも適切かと思われる[154].

非悪性の骨系統疾患におけるMRONJ発症リスク

a AAOMSは侵襲性の高い骨巨細胞腫にデノスマブが使用された2つの症例報告を確認している[155, 156]. この2つの報告の結果では, MRONJの発症リスクは0.7~5%と大きな開きが認められた. これは悪性腫瘍にデノスマブを使用した際の0~6.9%とほぼ同様であった. MRONJの発症リスクを推測するにはさらなる研究が必要である.

b 骨形成不全症やその他の症状で小児に起こるMRONJについては, 極めて限定的なデータしか存在しない. 小児の骨形成不全症のMRONJ発症リスクを検討したあるシステマティックレビューによると, 4.5~6.8年治療した486名の被験者で

MRONJを発症したケースはなかった[157]．24歳以下の何らかの既往でBP製剤を使用している場合のMRONJリスクを検討した別のシステマティックレビューでも，発症は認めなかった[158]．このシステマティックレビューに含まれる研究の質は，両方ともサンプルサイズが少ないこと，MRONJ関連の危険因子がないため，低い結果になったと考えられる．

MRONJリスク因子としての投薬期間

治療方法にかかわらず，骨吸収抑制薬の投与期間はMRONJの発症リスクを高める．がん患者へのゾレドロン酸またはデノスマブを投薬した5,723ケースでは，MRONJの発症リスクは1年で0.5〜0.8％，2年で1.0〜1.8％，3年で1.3〜1.8％であった[141]．Saadらによる研究では，3つのブラインドされた第3相試験を実施したところ，デノスマブを投与された患者の発症リスクが2年後にプラトーになるなど，同じような結果が得られている[5]．Ngらによる新しいシステマティックレビューでは，ゾレドロン酸を投与されているがん患者のMRONJの発症リスクは2年間の投与で1.6〜4.0％，2年以上の投与で3.8〜18％と報告している．同様にデノスマブでは24か月未満の投与で1.9％，24か月より期間が長くなると6.9％と報告している[145]．

骨粗鬆症のためにBP製剤を投与している患者の場合，投与期間によるリスクはまちまちな結果であった．後ろ向きでの研究で得られたデータから，最初は0％付近だったMRONJの発症率は4年，またはそれ以上の投与で0.21％まで経時的に増加するという報告が過去にはある[152, 159]．最近の大規模な縦断，ランダム化比較試験では，MRONJの発症リスクは最長9年まで有意な増加は認められなかった[18, 60, 61]．加えて，骨粗鬆症患者の治療群におけるMRONJ発症率0.21％を支持するデータや一般的な臨床における症例報告はない．したがって，投薬期間はリスクではあるものの，それ自体はかなり低いといえる．

2-7 局所的因子

歯槽骨の外科的処置

歯槽部外科手術は，MRONJを発症するもっとも一般的な要因であることが報告されている．MRONJを有する患者についてのいくつかの報告では，抜歯が契機と報告されたのが62〜82％であった[5, 75, 160]．この情報は重要ではあるものの，多くの患者や臨床医が知りたいことではない．彼らは以下のような臨床的疑問に対する答えを求めている．「骨吸収抑制薬を投薬されている患者では，抜歯（またはインプラントや歯周外科などの外科処置）後に起こるMRONJ発症のリスクはどれくらいなのか？」，現在，BP製剤投与中の骨粗鬆症の患者で抜歯後にMRONJが起こるリスクは0〜0.15％と推定されている[161, 162]．デノスマブの場合は1％と報告されている[163]．

がん患者でBP製剤投薬中では，抜歯後にMRONJが発症するリスクは1.6〜14.8％と報告されている[164〜166]．あるケースシリーズでは，61名の被験者で102本抜歯し，MRONJ発症リスクは13.1％であったと報告している[167]．Gaudinらによるシステマティックレビューでは564本の抜歯後にMRONJが発症したのは3.2％であると報告している[162]．ハイリスク患者の抜歯によるMRONJ発症リスクは，ばらつきがあるものの1〜5％の間に大体収まり，放射線照射患者の抜歯後に骨放射線壊死する確率とほぼ同じであった．

骨吸収抑制薬を投与されている患者におけるインプラントやエンド，ペリオの外科処置によるMRONJ発症

リスクはよくわかっていない[168]．デノスマブ投薬中のインプラント治療によるMRONJ発症リスクは0.5%と報告されている[163]．信頼性の高いデータがないため，AAOMSは骨吸収抑制薬を投与されているがん患者に対して，このような外科処置へ注意を促し，骨粗鬆症患者に関しては，症例報告や臨床試験で報告されているMRONJの発症，早期および晩期のインプラント失敗など，低いとはいえ潜在的リスクについて説明するよう推奨している．

解剖学的因子

MRONJの解剖学的なリスクについての新しい情報は限定的である．MRONJは上顎(25%)よりも下顎(75%)に発症しやすいが，上下顎に4.5%に出現することもある[5, 75]．ゾレドロン酸を投与されているがん患者での義歯使用はMRONJリスクが増加する(OR＝4.9；95%CI＝1.2 to 20.1)[169]．Vahtsevanosらは，

ゾレドロン酸，イバンドロン酸，パミドロン酸を静注されているがん患者1,621名では義歯使用によりMRONJのリスクは2倍になると報告している[170]．

併発する口腔疾患

歯周病や根尖性歯周炎などの炎症性歯科疾患は，リスクファクターとして報告されている[75, 168]．MRONJを有するがん患者では，50%で抜歯前の炎症性歯科疾患がリスクファクターとなっていた[5, 165]．

炎症性歯科疾患の一般的な治療は抜歯であることを考えると，歯科疾患は抜歯とMRONJリスクの関係を混乱させる可能性がある．抜歯は，MRONJの発症を促すものではなく，MRONJを顕在化させるものである．炎症性歯科疾患の既往を考えた抜歯とMRONJの関連性の推測を比較することは価値がある．抜歯と歯周病の次に多い危険因子は，歯科的なリスクファクターを特定できない"自然発症"のMRONJと報告されている[168]．

2-8　人口統計学的および全身的要因，そして他の薬剤

年齢と性別はMRONJリスクファクターとして報告されている[5, 165, 169~171]．女性の高い有病率は骨粗鬆症や乳がんなどの女性に多い疾患を反映したものと考えられる．以前にも記載したが，良性の骨腫瘍で骨吸収抑制薬を投与されている24歳以下は，治療期間が延長してもMRONJのリスクは認められなかった．ただし，システマティックレビューに含まれるこれらの研究の質はサンプルサイズが小さく，他のMRONJに関連するリスクファクターが考慮されていない研究に基づいている．小児のMRONJ発生リスクについてはさらなる調査が必要である．

コルチコステロイドはMRONJリスクと関連する[5, 168, 171]．骨吸収抑制薬と併用された場合，コルチコステロイドはMRONJの発症リスクを上昇させる．貧血(ヘモグロビン<10g/dL)および糖尿病などの併存

疾患がMRONJのリスク上昇に関連することは，統一見解とした報告ではない[5, 171]．また，がんの種類も危険因子としてさまざまな報告がある[170, 172]．

喫煙はMRONJのリスクファクターであることが報告されている．ケースコントロールスタディでは，がん患者は有意にMRONJリスクであることが示唆されている(OR＝3.0；95% CI＝0.8 to 10.4)[169]．ただし，最近のケースコントロールスタディでは，ゾレドロン酸投与中のがん患者でONJの発生と相関してなかったという報告がある[171]．Vahtsevanosは，タバコの使用とMRONJとの関連性は認めていない[170]．

がん薬物療法とコルチコステロイドの次に多く報告されているのは，「併存疾患なし」である[168]．

まとめると，**骨吸収抑制薬の投与を受けているがん患者のMRONJ発症リスクは，骨吸収抑制薬の投与を受**

けている**骨粗鬆症患者よりも有意に高い**，ということが最近の論文から再確認された．さらに，骨粗鬆症で骨吸収抑制薬の投与を受けている患者は，薬剤の種類，期間に関係なく MRONJ の発症リスクは低いと考えられる．

管理方法

2-9 治療の到達目標

　MRONJ のリスク因子がある，またはすでに MRONJ が発症している患者における治療の主なゴールは以下の通りである．

・MRONJ の予防（以下のがん患者における MRONJ リスクを参照）
・骨吸収抑制薬単独，または免疫調節薬，血管新生阻害薬の併用を行っている患者におけるがん治療継続の優先順位づけとサポート
　　がん患者は骨吸収抑制薬投与の効果として，骨の痛みを制御することとして，その他の骨関連事象を軽減することである．
・骨の健全な状態の維持や，脆弱性骨折防止の予防に対する優先順位づけとサポート
　　骨粗鬆症，骨減少症，その他の代謝性骨疾患を有する患者は骨吸収抑制薬の効果として，脆弱性骨折，その他の骨関連事象の減少が得られる．
・以下の項目による QOL の維持
　　患者教育と安心
　　ペインコントロール
　　二次感染のコントロール
　　骨壊死領域の拡大防止，新規部位の MRONJ 発生予防

MRONJ の予防

　多くの研究で全身疾患に対する初期治療を導入する前に高リスクの侵襲的歯科治療を含めた MRONJ 発症リスク軽減の可能性について述べている[95, 173~175]．たとえば，治療開始の前に高リスクの侵襲的歯科治療を済ませておく[174, 176~180]，術前・術後に抗菌薬，抗菌性洗口液[174, 176~180]，抜歯窩の問題[176~178]，良好な口腔衛生管理などである．患者の健康状態を最良にする手段はつねに示されている[95, 166, 176, 177, 181]．たとえば，禁煙したり糖尿病をコントロールすることなどである．個々の対策やそれらの集積がすべての MRONJ の発症リスクを排除できるわけではないが，これらの予防策が推奨されている．

　骨吸収抑制薬の治療を受けている患者は骨の創傷治癒能力が低下している可能性がある．そのような MRONJ のリスク因子を認識することから MRONJ の予防は始まる．医学や歯科医学における他の一般的な予防的戦略と同様に，MRONJ のリスクを最小限に抑えるために，連携した歯科治療と治療開始前の口腔管理の重要性を認識する必要がある．そのためには，患者，歯科医師，医療関係者にこれらの治療法にともなう真のリスクと，MRONJ 発症を軽減するための予防的な考え方について，継続的に教育することが求められる．

　骨吸収抑制薬の治療を受けている患者には多職種連携

によるアプローチが重要であることを AAOMS は再度強調する．このことは，他の免疫調節薬や分子標的治療薬を単独で，あるいは骨吸収抑制薬と組み合わせて使用する場合にも当てはまると考える．この取り組み方には，患者にこれらの治療法が有効であると判断した場合，適切な歯科専門職とのコンサルテーションを行うことが含まれる．

①適正な口腔衛生

2014年のポジションペーパーにおいても，適切な予防的治療が，MRONJ の発生を減少させることは確認していた．これらの有効性は，治療前のスクリーニングと定期的な歯科健診の重要性を示すために引き続き多くの研究で検証が続けられている．早期のスクリーニングと骨吸収抑制薬の治療開始前に適切な口腔衛生管理を開始することはかなり強いレベルで支持されている[38, 182〜186]．これらの予防的な管理は MRONJ のリスクを低下させるだけでなく，すべての患者が自分に最適な口腔の健康状態を知ることができる[186〜193]．

骨転移をともなう前立腺がん患者の前向き研究によると，定期的な歯科検診は対処療法的な歯科治療と比較して2.5倍 MRONJ のリスクを低下させたと報告している[186]．MRONJ の発症リスクのある患者の抜歯に関連した予防戦略を目的としたシステマティックレビューでは，ランダム化比較試験による報告はない[194]．しかし，動物実験では，骨吸収抑制薬の投与によって，歯周炎と根尖性歯周炎が骨壊死の進行に適した環境を形成するために重要な役割を果たすことが検証されている[85, 91, 195, 196]．

MRONJ 発症リスクのある患者の治療計画立案には，口腔内の診査と必要であれば放射線画像の診査が必要である．将来の合併症の発症を防ぐために急性感染と感染の可能性がある部位を特定することが重要である．この合併症，すなわち MRONJ は一度薬物療法が始まると増悪する可能性がある．臨床評価・放射線画像的評価において考慮すべきことは，患者のモチベーション，歯科治療に関する患者教育，フッ素塗布，クロルヘキシジンによる洗口，歯の動揺，歯周病，残根の存在，う蝕，根尖性歯周炎，無歯顎，義歯の安定性などである[197]．

骨吸収抑制薬の投与が検討されている場合，早期に歯科受診することの利点は，患者にこれらの薬物療法に関連するリスクと，推奨される歯科予防処置を受けなかった場合に発生するリスクを周知できることである．

②抜歯または他の骨に侵襲を与える治療（インプラント，ペリオ，エンドの外科的治療）前の，リスク薬剤の投与中止（休薬）

MRONJ の発症リスクを下げるために，外科処置を行う前の骨吸収抑制薬の休薬については，2014年のポジションペーパーの時点で賛否両論があり，2021年でもその状況は変わっていない．休薬はいくつかの国際学会で承認あるいは推奨されているが，いまだ結論はでていない[3, 38, 182, 183, 198]．MRONJ の発生頻度がきわめて低いため，休薬効果の妥当性を検証するのが困難となっている．報告症例が少ないため，ランダム化比較試験による適切な治療プロトコールを作成するための十分なデータは提供されていない．2020年のシステマティックレビューでは，休薬が MRONJ 予防に与える効果について異なった結論のさまざまな報告が確認されたが，エビデンスレベルの高いものはなかったと報告している[199]．

過去に行われていた休薬の目的はリスクの高い外科処置の後に発生する MRONJ の発症率を減少させるためである．休薬に関する懸念としては，骨関連事象や脆弱性骨折などの骨吸収抑制薬の投与で期待されている効果がなくなってしまうことである．他の考慮すべき要素として，疾患によるリスク（がん vs 骨粗鬆症），投薬頻度，投薬期間，合併症，他の薬剤（とくに化学療法，ステロイド，血管新生阻害薬），炎症や感染の程度，外科処置の範囲，などがある．

本ワーキンググループでは，**休薬を推奨することに関してコンセンサスを得ることはできなかった**．過去の勧告を参考にケースバイケースで患者に休薬させる意見と，骨吸収抑制薬の中止による潜在的な有害作用のリスクが利益を上回ることから，休薬を決して推奨しない意見とに分かれた．

骨粗鬆症患者における抗 RANK-L 抗体製剤の休薬に関してはとくに考えなければいけない．いくつかの研究ではデノスマブの中止により骨吸収がリバウンドし，脊椎多発骨折のリスクが増加することが報告されてい

る[200~202]．デノスマブを中止するなら，リスクを最小にするようにタイミングと期間を考慮する必要がある．歯槽部外科手術は，破骨細胞活性化の抑制効果が弱まるデノスマブ最終投与から3～4か月後に行うことが適切である．さらに手術後6～8週で再投薬が可能となる．この方法は，骨治癒に好ましい環境を維持しながら，休薬期間を最小化することが可能となっている．

③骨代謝マーカー

2014年のポジションペーパー以来，骨代謝マーカーの概念は失われつつある．臨床的な決断に有用なバイオマーカーが存在していないからである．これらのマーカーがMRONJの発症リスクを推定する有効なツールと考えられるようになるには，さらなる継続的な研究や前向き臨床研究が必要である．

④他のバイオマーカー

血管新生，血管内皮増殖因子(VEGF)の活性，内分泌機能，副甲状腺ホルモン(PTH)に関連するバイオマーカーの有用性が近年報告されている[203~205]．しかし，これらのマーカーはまだ検討段階であり，臨床的な判断に使えるものではない．

予防処置

①がん治療のため骨吸収抑制薬の投与を開始する患者

このグループの治療目的はMRONJの発生リスクを最小化することである(**表2**)．骨吸収抑制薬を投与されている患者のごくわずかが自然に骨壊死に至るが，大半は歯槽部外科処置後に発生する[5, 112, 165, 206, 207]．そのため，全身状態が許せば，口腔内の健康状態が改善されるまで骨吸収抑制薬の開始を遅らせるべきである[173, 208]．この決定については，患者の治療にかかわる医師，歯科医師，他の専門医の共通認識をもつことが必要である．がん治療歴はMRONJの予防について周知すべきである．治療開始前に口腔環境を改善することが有効であり，このことがもっとも重要であることはすでに広く認識されている[38, 185, 186, 209]．腫瘍内科医は，歯の健康の重要性とMRONJの予防における予防的歯科治療の有効性について，患者に教育するべきである．放射線治療を受ける患者と同様に，骨吸収抑制薬や骨治癒を抑制するような薬剤を投与されている患者の口腔内の健康状態を改善することは重要である．治療前の口腔内の健康状態の評価は身体所見や放射線画像検査を含むシステマティックレビューにまで拡大しなければならない．そのため，歯科専門職による包括的な歯科的検査を

表2 MRONJ 予防と対策.

処置前の対応 (非悪性腫瘍病変)	■ARA 長期投与時の MRONJ 発症リスクについて患者教育をする ■適切な口腔健康管理を ARA 投与(ART：anti resorptive therapy)と同時に施行する
処置前の対応 (悪性腫瘍病変)	■MRONJ 発症リスクと定期的な歯科治療の重要性について患者教育する ■全身状態が許せば ARA 投与前に適切な口腔健康管理を施行する 　(保存不可または予後不良な歯の抜歯)
ARA 投与中 (非悪性腫瘍病変)	■ほとんどの患者で手術計画の変更をしない ■薬剤スケジュール，治療期間，併存疾患，他の薬物療法(とくに化学療法，ステロイド，血管新生阻害薬)，基礎にある感染症／炎症の程度，実施する手術の程度などを考慮する．休薬については議論がある ■骨代謝マーカーは MRONJ 発症リスクの判定にはならない
ARA／分子標的治療中 (悪性腫瘍病変)	■悪性疾患では MRONJ の発生リスクが高いことを患者に教育する ■定期的な歯科治療と予防の重要性について患者を教育する ■可能であれば歯槽部外科的処置は避ける ■抜歯を避けるため歯根の保存(残根状態)を考慮する ■歯科インプラント埋入手術は禁忌である ■休薬については議論が分かれる

受けることは，がんによって骨吸収抑制薬の投与をうける前の患者すべてに対して適正な方法であると考えられる．このレベルでの口腔の健康状態の評価は，歯科専門職が行うのがもっとも適切である．

MRONJ の発症リスクが上昇している患者群において，歯槽部外科手術前に感染と炎症を最小化しておくことはきわめて重要である．**保存不可の歯や予後が見込めない歯は抜歯すべき**である．他の必要と判断された外科処置もこの時点で終わらせるべきである．全身状態が許せば，外科処置を行った部位が粘膜で被覆されるか，骨が適切に治癒するまで，骨吸収抑制薬の投与を延期するべきである．予防処置，う蝕コントロール，保存修復，歯内療法は機能的に健全な歯を維持するのに必要である．このレベルのケアは定期的に，かつ時間制限なく継続して行わなければならない．

義歯装着者では，下顎臼歯部舌側の口腔底あたりに傷や粘膜への刺激がしばしば認められる[5, 75, 170]．そのため義歯装着者の，とくに舌側床縁部の粘膜に褥瘡がないかを確認する必要がある．患者には口腔内の衛生状態と定期的な受診の重要性を教育しておかなければいけない．とくに痛み，腫脹，骨露出があれば報告するように指導する．

②骨粗鬆症で骨吸収抑制薬を開始する患者

脆弱性骨折を予防する目的で骨吸収抑制薬の投与を受ける予定の患者の MRONJ 発症リスクは，きわめて低いと考えられる．そのため，口腔内の健康状態を改善する緊急性やタイミングは，それほど重要ではない．しかし，治療開始時に MRONJ リスクに関して教育することは重要である．この治療期間とそれ以降を通じて，口腔内の健康状態を改善することの重要性は，決して軽視できるものではない．

骨吸収抑制薬の治療を始める，または継続の決定をするのに口腔外科医とのコンサルテーションを希望することは患者にとって必要なことである．この過程においてコンサルテーションを受ける口腔外科医は，リスクとベネフィットを適切な視点で考える必要がある．とくに，脆弱性骨折を予防するための骨吸収抑制薬治療を行うことの利点と，MRONJ の発症頻度がきわめて低いということを患者に認識させるべきである．

MRONJ の発見による当初のインパクトは，予想しない結果を招いた．当初，「薬剤全般に共通する副作用」が認められたとされ，腫瘍に対する高用量の BP 製剤を投与された患者と，骨粗鬆症に対する低用量の BP 製剤を投与された患者の MRONJ 発症率は，同程度であることが示唆された．2006年に骨粗鬆症に対する BP 製剤の使用は頭打ちから減少傾向になり，MRONJ 発症を含めたさまざまな安全性の懸念に関連した結果であると推測される．患者は骨吸収抑制薬の使用を始めることに抵抗感を覚えるようになっている．現在のエビデンスでは，脆弱性骨折の増加は死亡率と有意に関連することが明確になっている．顕著な例として，米国での大腿骨近位部骨折の有病率は2002年から2012年の間は減少したが，2013年～2015年の有病率は予測値よりも高い水準で推移している[210]．これは骨粗鬆症の治療ギャップ（治療を受けようとしない状況）によるものと考えられる．大腿骨近位部骨折は高い死亡率と関連している．約40～60%ぐらいの患者しか骨折前の運動能力や ADL（日常生活動作）は回復していない[211]．これらのデータは真の健康危機を示している．MRONJ が起こるリスクは低いが，患者が受ける全身的リスクは決して低くはない．患者は骨吸収薬の服用を始めたり続けたりすることを嫌がる．MRONJ 発症のわずかなリスクのために，脆弱性骨折のリスクを最小化する骨吸収抑制薬の治療を否定するのは，患者にとって不利益な事象である．

骨粗鬆症患者において，骨折予防のベネフィットは MRONJ リスクを上回ることは確かである[212]．このベネフィットは QOL を改善するため骨の状態を安定化させる治療を受けているがん患者にはさらに有効である．MRONJ が発生する懸念のために骨吸収抑制薬が投与されないことは好ましくない．

③骨吸収抑制療法を受けている無症状のがん患者

予期しない抜歯や外科処置が必要になるかもしれない疾患を予防するために，**口腔衛生状態をよく保ち，歯科のケアを受けることがもっとも重要**である．**骨に侵襲をくわえるような処置は，可能な限り避けるべき**である．もし，歯根破折や進行した歯周病などで歯槽部の外科処置が不可避の場合，患者はリスクについてしっかり説明

を受けなければならない．休薬による利益は実証されていない．修復できない歯はクラウンを除去して根管処置が行われる可能性もある[213]．また，場合によっては抜歯の可能性もある．歯科インプラント埋入手術は，非経口で骨吸収抑制薬の投与あるいは血管新生阻害薬を投与されているがん患者には避けるべきである．症例報告とシステマティックレビューで骨吸収抑制薬投与患者がインプラント治療後に感染した顎骨壊死が報告されている[194, 214~216]．

④骨吸収抑制薬の投与を受けていて無症状の骨粗鬆症患者

2014年のポジションペーパー以来の骨粗鬆症で骨吸収抑制薬の投与を受けている患者のMRONJ発症リスクに関する疫学データでは，十分なエビデンスを持った前向き研究に不足しており，いまだ限定的である．しかし，MRONJの発症リスクはBP製剤で0.02～0.04%，デノスマブで0.3%とされている（**表1**）．経口でBP製剤を服用している患者に対しては，強力な臨床研究デザインに基づく確かな推奨がいまだなされていないのが現状である．

一般的に，限定的な歯槽部外科手術はこの群では必ずしも禁忌ではない．これらの患者のMRONJ発症のリスク評価については，上記のデータおよび休薬期間に関する議論が含まれている．

骨粗鬆症患者で骨吸収抑制薬の投与を受けている患者への歯科インプラント治療については引き続き興味深い研究対象である．いくつかのシステマティックレビューは，データとしてのエビデンスは低く，ランダム化比較試験がないことが指摘されている．**長期の骨吸収抑制薬の投与，コルチコステロイドの使用はとくに注意が必要**であると報告されている[194, 216]．Granateらによるシステマティックレビューでは[216]，3年を超えるBP製剤の投与もしくはコルチコステロイドが投与されている

場合，臼歯部にインプラント埋入すると，MRONJの発症リスクが上昇するという報告がいくつかある．反対に，Gelaziusら，Stavropoulosらによるシステマティックレビューでは，逆に発症リスクが増加しなかったと報告している[214, 217]．44,900人の患者を対象とした最近の後ろ向き傾向スコアマッチング法によるコホート研究では，インプラントを受けた骨粗鬆症患者の顎骨壊死のリスクは，インプラントを受けなかった対照群と比較して逆に減少していることが報告されている．注目すべきは，BP製剤投与歴のある9,738人の患者において，インプラント埋入手術の結果は抜歯後のリスク上昇と対照的であったことである[218]．

インプラントによる顎骨壊死は，大きく分けて埋入時の外科処置がトリガーになる「**早期**」と，インプラントがそこに存在していることがトリガーになる「**後期**」に分類される[215, 219, 220]．メインはインプラント埋入後12か月以上経過した後期であり，BP製剤開始前にインプラント治療がされていたケースである．よく見られるのが，インプラントのオッセオインテグレーションが腐骨内で維持される症例である[220, 221]．これは，一般的なインプラント周囲炎による不具合とは別のパターンとして認識されており，MRONJの特徴と考える人もいる．抗RANK-L抗体製剤，または他の標的薬に関連するインプラント関連顎骨壊死についての前向き研究やシステマティックレビューはないが，AAOMSはBP製剤と同等のリスクと考えている．

まとめると，明確なデータは存在しておらず，信頼できるデータは一貫していない．そのため，もしインプラントを埋入するならば，MRONJの低いリスクと同様に，早期および後期のインプラント失敗を含むインフォームドコンセントを提供することをAAOMSは提案している．これらの患者には，定期的に長期のリコール計画を立てる必要がある．

治療戦略

　AAOMSはMRONJ患者の評価(**図1**)と管理戦略(**図2〜4**)を合理化するために治療アルゴリズムをアップデートした．これらの治療戦略は，非外科処置，外科処置とそれらに関連する治療成績についての最新のレビューに基づいている．手術の判断と患者要因に基づき，非外科処置と外科処置の両方があらゆる病期で受け入れられることを重視し，共有すべき決定事項としている．

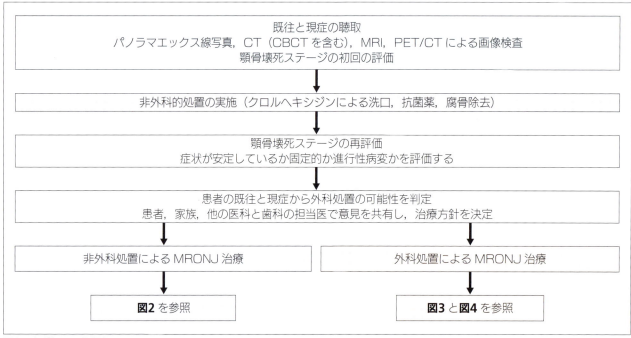

図1　まず行うべき評価．

2-10　非外科処置

　MRONJ対応における非外科処置の効果は文献に記載されており，外科処置も含むさまざまな対応法の補助として有用である(**図2**)．非外科処置はどのステージにも有用で，とくに重い合併症で外科処置ができない場合に有用である．早期のステージでは，MRONJの安定化または治癒の可能性がある．外科処置，非外科処置両方のゴールは同じで，治癒とQOLの改善である．非外科処置は患者の教育，安心感，痛みのコントロール，二次感染のコントロールに重点を置き，露出した壊死骨の分離を可能にしている[3,63]．

　外科か非外科かの決定は患者のニーズに合わせて，患者ごとに決めなければいけない．現在の症状とQOLを

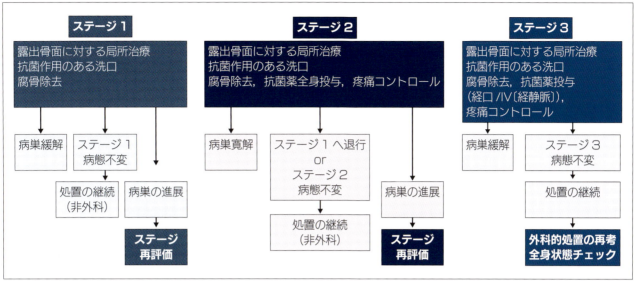

図2 非外科的処置.

考慮しながらリスクとベネフィットを天秤にかけ，感染や病巣拡大を防止するための良好な創傷ケアの実施，侵襲の大きい外科処置による MRONJ の発症，さらに辺縁切除や区域切除後の口腔機能や歯のリハビリテーションの際に非外科療法を検討する必要がある．放射線画像は MRONJ の病巣範囲の評価にもっとも重要である．三次元画像は進行中，または発症した腐骨を確認することができ，外科的侵襲を最小にできる可能性がある．このような患者の外科的欠損の再建は困難であるため，上顎骨または下顎骨の連続性を維持することが望まれる[63, 222]．

ステージ1の患者には，クロルヘキシジン洗口による創傷のケアと，口腔衛生管理による壊死骨表面のバイオフィルム除去で対応していく．患者のQOLに問題がなくMRONJの進行がなければ，外科処置は必要でないかもしれない[63, 223]．ステージ2では，患者は局所の創傷ケアに専念し，症状コントロールのために抗菌薬を必要とするかもしれない．非外科処置では難治性の状態が続き，十分な衛生状態を維持できない患者は，外科処置が必要な可能性がある．腐骨が存在し進行している場合，腐骨が分離するまで非外科治療を続けることが推奨される．露出した壊死骨の分離は治療の改善につながる[63, 224, 225]．そのため，ステージ2または3で外科処置が適応にならない場合は非外科処置が推奨される（**図2**）．

高圧酸素療法やオゾン療法といった補助的な治療が MRONJ の治療につながるという明確なエビデンスはない．これらの治療の有効性を検討する大規模調査や比較試験は今後行われるべきである[226〜229]．したがって，現時点ではこれらの治療は推奨できない．

MRONJ の標準治療の補助としてのビタミンEとペントキシフィリンの使用は，症例研究でしか報告がない．ビタミンEとペントキシフィリンのランダム化，前向き，プラセボ対象の比較試験が現在行われており，今後新たな知見が得られるだろう．テリパラチドは骨粗鬆症の治療に用いられる骨形成促進薬の1つだが，骨粗鬆症患者における MRONJ 治療の補助薬として有望視されている[230]．

2-11 外科処置

非外科処置は MRONJ 治療として続けられる一方で，外科処置はすべてのステージにおいて高い成功率を示す，実行可能なオプションであるという報告が増えている（図3，4）．また，MRONJ の切除に関して，多くの研究で高い成功率が報告されている[231〜237]．重要なのは，予測不可能ではあるが，時間とともに MRONJ が進行する可能性があることを考慮しなければいけない[238]．さらに，非外科処置を続けたとしても MRONJ 治癒に至る露出壊死骨の分離につながるとは限らない[239]．そのため，早期の外科的な介入は患者に有益な転帰をもたらす可能性があるという認識で，MRONJ の進行を抑えるための治療法として外科的な介入を検討，提示する必要がある[240]．

下顎骨区域切除，下顎骨辺縁切除と上顎骨部分切除は，MRONJ をコントロールするための有効な術式である[231〜238, 241]．この方法はステージ1を含む MRONJ のすべてのステージに適応できる[169]．顎切除を行う際には，壊死骨から周囲マージンを含めて出血を認める健全な骨に達するまで切除する必要がある．加えて，経験豊富な外科医が切除を行った場合の成功例も追加報告されている[242, 243]．切除原則が守られているのであれば，基礎疾患のコントロールは MRONJ 管理にもっとも重要なことである[241]．遠隔転移の可能性がある生理的負担の大きいがん患者などは，壊死骨の切除に良好な反応を示さず，難治性に移行する可能性がある[241]．最終的に，がんの骨転移を有する患者の外科的切除では，少数だが顎骨内の転移を認める事象がある[62]．

MRONJ の進行を確認するため，ステージ1，2，3

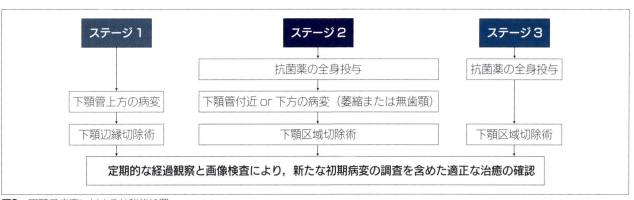

図3 下顎骨病変に対する外科的処置．

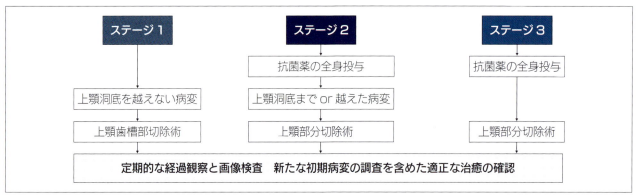

図4 上顎骨病変に対する外科的処置．

CHAPTER 2　MRONJ に関する米国口腔顎顔面外科学会（AAOMS）ポジションペーパー 2022 年最新版

の患者の非外科的治療の管理時に定期的な臨床的な経過観察，あるいは放射線画像による経過観察は必要である．非外科的処置が奏功しない患者においては早期の外科的介入が推奨される．臨床的，放射線画像的に病変進行が認められる場合，まず長期的な非外科処置を選択することなく，MRONJ の外科的切除を行う必要がある．

MRONJ は複雑な病態を示すので，外科的処置を適時に行うことが必要である[241, 244]．外科的処置と非外科的処置の間に論争があるが，外科的処置は粘膜の上皮化治癒，QOL 改善，骨吸収抑制薬の迅速な再開を実証している[245]．ただし外科的介入時の休薬の有効性は実証されていない．

2-12　さらなる展望

AAOMS は，MRONJ は多要因性にまたがる複雑な疾患であり，多くの疑問にいまだ答えられないということを認識している．非臨床試験，臨床試験ともにさらなるデータの蓄積が必要である．とくに，臨床前向き研究が必要である．継続的な研究を行う努力ともたらされる結果は，患者と医療従事者の指針作成のための基盤となるものと考える．

骨吸収抑制薬は真のリスクファクターであるという結論を支持する強いエビデンスはあるが，血管新生阻害薬やコルチコステロイド，免疫調節薬などの他の薬剤は十分なエビデンスがあるとはいえない．これまでの研究では，特定の投与方法(たとえば，BP 製剤からデノスマブへの移行)，または，骨吸収抑制薬と血管新生阻害薬の相乗効果と MRONJ リスクとの関連が報告されている．これらの関連は症例報告または小規模の調査に基づいている．骨吸収抑制薬の投与量の総量が，MRONJ 発症のリスク因子であるという仮説もある．しかし，投薬期間以外の具体的な指標がなく，それを実証するのは難しい．喫煙(箱 / 年)とがんリスクの関連と同様に，骨吸収抑制薬への暴露リスクによる MRONJ も，長期にわたって異なる薬剤および投与スケジュールに関連するリスクを考慮した累積的な投与量負荷(mg/ 年)で規定するのがおそらく妥当であろう．骨転移をともなう長期がん生存者への骨吸収抑制薬治療のための，減量プロトコールおよび個別化戦略が検討されている．これらのプロトコールが長期がん生存者の MRONJ の発症リスクを下げるかどうかはまだ検討中である[246〜248]．

AAOMS は，骨吸収抑制薬未投与，骨吸収抑制薬単独，あるいは他薬併用時の潜在的なリスクについて解明しなければならない課題を認識し，前向き研究の手法で研究を行う努力を継続することが不可欠であると考える．

最近の研究のレビューから，バイオマーカーや休薬の有効性を立証，遺伝マーカーと MRONJ リスクの関連を検討するランダム化比較試験はない．これらすべての関連性が立証する，あるいは否定されるまで，AAOMS は，さまざまな因子が MRONJ の発生や管理に果たす役割について慎重な立場を取り続ける．

■免責事項
　米国口腔顎顔面外科医協会(AAOMS)は，開業医，患者，その他の利害関係者に情報を提供するために，薬物関連骨壊死(MRONJ)に関するこのポジションペーパーを提供しています．このポジションペーパーは，口腔顎顔面外科医，口腔病理学者，口腔顎顔面領域の硬軟組織における機能的および審美的障害，損傷，および欠損の診断下に，外科的および補助的治療に経験のある腫瘍医，疫学者，および基礎研究者で構成される特別委員会のこれまでの文献のレビューの結果と臨床的見地に基づいて記載されています．
　ポジションペーパーは本質的に情報提供を目的としており，治療の基準を設定することを意図したものではありません．AAOMS は，ポジションペーパーに記載されている治療戦略は，臨床的指針やガイドラインではなく，すべてまたは一部の目的や臨床応用に適応しているとは限らないことをすべての読者にあらかじめ警告します．このポジションペーパーの内容は，患者における口腔外科医および顎顔面外科医がさまざまな臨床的見地からみた個々の判断に代わるものではありません．ポジションペーパーは，他の臨床資料と同様に，論文作成時の MRONJ に関する科学を反映しており，研究や臨床を続けることで新たな知見や提言が生まれる可能性があることを明確に理解した上で使用してください．AAOMS は，ポジションペーパーに含まれる情報の正確性，内容，完全性，信頼性，操作性，または合法性に関して，商品や特定目的への利用，および所有権の侵害に対しては，これらを一切めずこれを保証しません．いかなる場合も，AAOMS は，ポジションペーパーのユーザーまたはその他の人物に対して，そのような情報に依存して行った決定または行動について責任を負わないものとします．

参考文献

1. Advisory Task Force on Bisphosphonate-Related Ostenonecrosis of the Jaws, American Association of Oral and Maxillofacial Surgeons. American Association of Oral and Maxillofacial Surgeons position paper on bisphosphonate-related osteonecrosis of the jaws. J Oral Maxillofac Surg. 2007 Mar;65(3):369-76.

2. Ruggiero SL, Dodson TB, Assael LA, Landesberg R, Marx RE, Mehrotra B; Task Force on Bisphosphonate-Related Osteonecrosis of the Jaws, American Association of Oral and Maxillofacial Surgeons. American Association of Oral and Maxillofacial Surgeons position paper on bisphosphonate-related osteonecrosis of the jaw - 2009 update. Aust Endod J. 2009 Dec;35(3):119-30.

3. Ruggiero SL, Dodson TB, Fantasia J, Goodday R, Aghaloo T, Mehrotra B, O'Ryan F; American Association of Oral and Maxillofacial Surgeons. American Association of Oral and Maxillofacial Surgeons position paper on medication-related osteonecrosis of the jaw--2014 update. J Oral Maxillofac Surg. 2014 Oct;72(10):1938-56.

4. Saad F, Gleason DM, Murray R, Tchekmedyian S, Venner P, Lacombe L, Chin JL, Vinholes JJ, Goas JA, Chen B; Zoledronic Acid Prostate Cancer Study Group. A randomized, placebo-controlled trial of zoledronic acid in patients with hormone-refractory metastatic prostate carcinoma. J Natl Cancer Inst. 2002 Oct 2;94(19):1458-68.

5. Saad F, Brown JE, Van Poznak C, Ibrahim T, Stemmer SM, Stopeck AT, Diel IJ, Takahashi S, Shore N, Henry DH, Barrios CH, Facon T, Senecal F, Fizazi K, Zhou L, Daniels A, Carrière P, Dansey R. Incidence, risk factors, and outcomes of osteonecrosis of the jaw: integrated analysis from three blinded active-controlled phase III trials in cancer patients with bone metastases. Ann Oncol. 2012 May;23 (5):1341-47.

6. Rosen LS, Gordon D, Tchekmedyian S, Yanagihara R, Hirsh V, Krzakowski M, Pawlicki M, de Souza P, Zheng M, Urbanowitz G, Reitsma D, Seaman JJ. Zoledronic acid versus placebo in the treatment of skeletal metastases in patients with lung cancer and other solid tumors: a phase III, double-blind, randomized trial--the Zoledronic Acid Lung Cancer and Other Solid Tumors Study Group. J Clin Oncol. 2003 Aug 15;21(16):3150-7.

7. Hortobagyi GN, Theriault RL, Porter L, Blayney D, Lipton A, Sinoff C, Wheeler H, Simeone JF, Seaman J, Knight RD. Efficacy of pamidronate in reducing skeletal complications in patients with breast cancer and lytic bone metastases. Protocol 19 Aredia Breast Cancer Study Group. N Engl J Med. 1996 Dec 12;335(24):1785-91.

8. Hortobagyi GN, Theriault RL, Lipton A, Porter L, Blayney D, Sinoff C, Wheeler H, Simeone JF, Seaman JJ, Knight RD, Heffernan M, Mellars K, Reitsma DJ. Long-term prevention of skeletal complications of metastatic breast cancer with pamidronate. Protocol 19 Aredia Breast Cancer Study Group. J Clin Oncol. 1998 Jun;16(6):2038-44.

9. Berenson JR, Lichtenstein A, Porter L, Dimopoulos MA, Bordoni R, George S, Lipton A, Keller A, Ballester O, Kovacs MJ, Blacklock HA, Bell R, Simeone J, Reitsma DJ, Heffernan M, Seaman J, Knight RD. Efficacy of pamidronate in reducing skeletal events in patients with advanced multiple myeloma. Myeloma Aredia Study Group. N Engl J Med. 1996 Feb 22;334(8):488-93.

10. Berenson JR, Lichtenstein A, Porter L, Dimopoulos MA, Bordoni R, George S, Lipton A, Keller A, Ballester O, Kovacs M, Blacklock H, Bell R, Simeone JF, Reitsma DJ, Heffernan M, Seaman J, Knight RD. Long-term pamidronate treatment of advanced multiple myeloma patients reduces skeletal events. Myeloma Aredia Study Group. J Clin Oncol. 1998 Feb;16(2):593-602.

11. Berenson JR, Hillner BE, Kyle RA, Anderson K, Lipton A, Yee GC, Biermann JS; American Society of Clinical Oncology Bisphosphonates Expert Panel. American Society of Clinical Oncology clinical practice guidelines: the role of bisphosphonates in multiple myeloma. J Clin Oncol. 2002 Sep 1;20(17):3719-36.

12. Stopeck A, Brufsky A, Kennedy L, Bhatta S, Bhowmik D, Buchanan J, Despiegel N, Hechmati G. Cost-effectiveness of denosumab for the prevention of skeletal-related events in patients with solid tumors and bone metastases in the United States. J Med Econ. 2020 Jan;23 (1):37-47.

13. Jeon HL, Oh IS, Baek YH, Yang H, Park J, Hong S, Shin JY. Zoledronic acid and skeletal-related events in patients with bone metastatic cancer or multiple myeloma. J Bone Miner Metab. 2020 Mar;38 (2):254-63.

14. Delmas PD. The use of bisphosphonates in the treatment of osteoporosis. Curr Opin Rheumatol. 2005 Jul;17(4):462-6.

15. Watts NB. Bisphosphonate treatment of osteoporosis. Clin Geriatr Med. 2003 May;19(2):395-414.

16. Gossiel F, Paggiosi MA, Naylor KE, McCloskey EV, Walsh J, Peel N, Eastell R. The effect of bisphosphonates on bone turnover and bone balance in postmenopausal women with osteoporosis: The T-score bone marker approach in the TRIO study. Bone. 2020 Feb;131:115158.

17. Black DM, Cummings SR, Karpf DB, Cauley JA, Thompson DE, Nevitt MC, Bauer DC, Genant HK, Haskell WL, Marcus R, Ott SM, Torner JC, Quandt SA, Reiss TF, Ensrud KE. Randomised trial of effect of alendronate on risk of fracture in women with existing vertebral fractures. Fracture Intervention Trial Research Group. Lancet. 1996 Dec 7;348(9041):1535-41.

18. Black DM, Delmas PD, Eastell R, Reid IR, Boonen S, Cauley JA, Cosman F, Lakatos P, Leung PC, Man Z, Mautalen C, Mesenbrink P, Hu H, Caminis J, Tong K, Rosario-Jansen T, Krasnow J, Hue TF, Sellmeyer D, Eriksen EF, Cummings SR; HORIZON Pivotal Fracture Trial. Once-yearly zoledronic acid for treatment of postmenopausal osteoporosis. N Engl J Med. 2007 May 3;356(18):1809-22.

19. Nakamura T, Fukunaga M, Nakano T, Kishimoto H, Ito M, Hagino H, Sone T, Taguchi A, Tanaka S, Ohashi M, Ota Y, Shiraki M. Efficacy and safety of once-yearly zoledronic acid in Japanese patients with primary osteoporosis: two-year results from a randomized placebo-controlled double-blind study (ZOledroNate treatment in Efficacy to osteoporosis; ZONE study). Osteoporos Int. 2017 Jan;28(1):389-98.

20. Cranney A, Wells G, Willan A, Griffith L, Zytaruk N, Robinson V, Black D, Adachi J, Shea B, Tugwell P, Guyatt G; Osteoporosis Methodology Group and The Osteoporosis Research Advisory Group. Meta-analyses of therapies for postmenopausal osteoporosis. II. Meta-analysis of alendronate for the treatment of postmenopausal women. Endocr Rev. 2002 Aug;23(4):508-16.

21. Delmas PD, Meunier PJ. The management of Paget's disease of bone. N Engl J Med. 1997 Feb 20;336(8):558-66.

22. Letocha AD, Cintas HL, Troendle JF, Reynolds JC, Cann CE, Chernoff EJ, Hill SC, Gerber LH, Marini JC. Controlled trial of pamidronate in children with types III and IV osteogenesis imperfecta confirms vertebral gains but not short-term functional improvement. J Bone Miner Res. 2005 Jun;20(6):977-86.

23. Florenzano P, Pan KS, Brown SM, Paul SM, Kushner H, Guthrie LC, de Castro LF, Collins MT, Boyce AM. Age-Related Changes and Effects of Bisphosphonates on Bone Turnover and Disease Progression in Fibrous Dysplasia of Bone. J Bone Miner Res. 2019 Apr;34 (4):653-60.

24. Boyce AM, Kelly MH, Brillante BA, Kushner H, Wientroub S, Riminucci M, Bianco P, Robey PG, Collins MT. A randomized, double blind, placebo-controlled trial of alendronate treatment for fibrous dysplasia of bone. J Clin Endocrinol Metab. 2014 Nov;99(11):4133-40.

25. Cummings SR, San Martin J, McClung MR, Siris ES, Eastell R, Reid IR, Delmas P, Zoog HB, Austin M, Wang A, Kutilek S, Adami S, Zanchetta J, Libanati C, Siddhanti S, Christiansen C; FREEDOM Trial. Denosumab for prevention of fractures in postmenopausal women with osteoporosis. N Engl J Med. 2009 Aug 20;361(8):756-65.

26. Papapoulos S, Chapurlat R, Libanati C, Brandi ML, Brown JP, Czerwiński E, Krieg MA, Man Z, Mellström D, Radominski SC, Reginster JY, Resch H, Román Ivorra JA, Roux C, Vittinghoff E, Austin M, Daizadeh N, Bradley MN, Grauer A, Cummings SR, Bone HG. Five years of denosumab exposure in women with postmenopausal osteoporosis: results from the first two years of the FREEDOM extension. J Bone Miner Res. 2012 Mar;27(3):694-701.

27. Kanis JA, Harvey NC, Lorentzon M, Liu E, Vandenput L, McCloskey EV, Johansson H. Combining fracture outcomes in phase 3 trials of osteoporosis: an analysis of the effects of denosumab in postmenopausal women. Osteoporos Int. 2021 Jan;32(1):165-71.

28. Miller PD, Pannacciulli N, Malouf-Sierra J, Singer A, Czerwiński E, Bone HG, Wang C, Huang S, Chines A, Lems W, Brown JP. Efficacy and safety of denosumab vs. bisphosphonates in postmenopausal women previously treated with oral bisphosphonates. Osteoporos Int. 2020 Jan;31(1):181-91.

29. Terpos E, Raje N, Croucher P, Garcia-Sanz R, Leleu X, Pasteiner W,

Wang Y, Glennane A, Canon J, Pawlyn C. Denosumab compared with zoledronic acid on PFS in multiple myeloma: exploratory results of an international phase 3 study. Blood Adv. 2021 Feb 9;5(3):725-36.

30. Fizazi K, Carducci M, Smith M, Damião R, Brown J, Karsh L, Milecki P, Shore N, Rader M, Wang H, Jiang Q, Tadros S, Dansey R, Goessl C. Denosumab versus zoledronic acid for treatment of bone metastases in men with castration-resistant prostate cancer: a randomised, double-blind study. Lancet. 2011 Mar 5;377(9768):813-22.

31. Stopeck AT, Lipton A, Body JJ, Steger GG, Tonkin K, de Boer RH, Lichinitser M, Fujiwara Y, Yardley DA, Viniegra M, Fan M, Jiang Q, Dansey R, Jun S, Braun A. Denosumab compared with zoledronic acid for the treatment of bone metastases in patients with advanced breast cancer: a randomized, double-blind study. J Clin Oncol. 2010 Dec 10;28(35):5132-9.

32. Chawla S, Henshaw R, Seeger L, Choy E, Blay JY, Ferrari S, Kroep J, Grimer R, Reichardt P, Rutkowski P, Schuetze S, Skubitz K, Staddon A, Thomas D, Qian Y, Jacobs I. Safety and efficacy of denosumab for adults and skeletally mature adolescents with giant cell tumour of bone: interim analysis of an open-label, parallel-group, phase 2 study. Lancet Oncol. 2013 Aug;14(9):901-8.

33. Bredell M, Rordorf T, Kroiss S, Rücker M, Zweifel DF, Rostetter C. Denosumab as a Treatment Alternative for Central Giant Cell Granuloma: A Long-Term Retrospective Cohort Study. J Oral Maxillofac Surg. 2018 Apr;76(4):775-84.

34. Boyce AM. Denosumab: an Emerging Therapy in Pediatric Bone Disorders. Curr Osteoporos Rep. 2017 Aug;15(4):283-92.

35. de Castro LF, Burke AB, Wang HD, Tsai J, Florenzano P, Pan KS, Bhattacharyya N, Boyce AM, Gafni RI, Molinolo AA, Robey PG, Collins MT. Activation of RANK/RANKL/OPG Pathway Is Involved in the Pathophysiology of Fibrous Dysplasia and Associated With Disease Burden. J Bone Miner Res. 2019 Feb;34(2):290-94.

36. Palmisano B, Spica E, Remoli C, Labella R, Di Filippo A, Donsante S, Bini F, Raimondo D, Marinozzi F, Boyde A, Robey P, Corsi A, Riminucci M. RANKL Inhibition in Fibrous Dysplasia of Bone: A Preclinical Study in a Mouse Model of the Human Disease. J Bone Miner Res. 2019 Dec;34(12):2171-82.

37. Saag KG, Petersen J, Brandi ML, Karaplis AC, Lorentzon M, Thomas T, Maddox J, Fan M, Meisner PD, Grauer A. Romosozumab or Alendronate for Fracture Prevention in Women with Osteoporosis. N Engl J Med. 2017 Oct 12;377(15):1417-27.

38. Campisi G, Mauceri R, Bertoldo F, Bettini G, Biasotto M, Colella G, Consolo U, Di Fede O, Favia G, Fusco V, Gabriele M, Lo Casto A, Lo Muzio L, Marcian? A, Mascitti M, Meleti M, Mignogna MD, Oteri G, Panzarella V, Romeo U, Santarelli A, Vescovi P, Marchetti C, Bedogni A. Medication-Related Osteonecrosis of Jaws (MRONJ) Prevention and Diagnosis: Italian Consensus Update 2020. Int J Environ Res Public Health. 2020 Aug 18;17(16):5998.

39. Steinberg ME, Hayken GD, Steinberg DR. A quantitative system for staging avascular necrosis. J Bone Joint Surg Br. 1995 Jan;77(1):34-41.

40. Fleisher KE, Welch G, Kottal S, Craig RG, Saxena D, Glickman RS. Predicting risk for bisphosphonate-related osteonecrosis of the jaws: CTX versus radiographic markers. Oral Surg Oral Med Oral Pathol Oral Radiol Endod. 2010 Oct;110(4):509-16.

41. Fedele S, Porter SR, D'Aiuto F, Aljohani S, Vescovi P, Manfredi M, Arduino PG, Broccoletti R, Musciotto A, Di Fede O, Lazarovici TS, Campisi G, Yarom N. Nonexposed variant of bisphosphonate-associated osteonecrosis of the jaw: a case series. Am J Med. 2010 Nov;123 (11):1060-4.

42. Fleisher KE, Janal MN, Albstein N, Young J, Bikhazi V, Schwalb S, Wolff M, Glickman RS. Comorbid conditions are a risk for osteonecrosis of the jaw unrelated to antiresorptive therapy. Oral Surg Oral Med Oral Pathol Oral Radiol. 2019 Feb;127(2):140-150.

43. Farah CS, Savage NW. Oral ulceration with bone sequestration. Aust Dent J. 2003 Mar;48(1):61-4.

44. Filippi A, Dreyer T, Bohle RM, Pohl Y, Rosseau S. Sequestration of the alveolar bone by invasive aspergillosis in acute myeloid leukemia. J Oral Pathol Med. 1997 Oct;26(9):437-40.

45. Friel P, Macintyre DR. Bone sequestration from lower 3rd molar region. Br Dent J. 2002 Oct 12;193(7):366.

46. Huang JS, Kok SH, Lee JJ, Hsu WY, Chiang CP, Kuo YS. Extensive maxillary sequestration resulting from mucormycosis. Br J Oral Maxil-

lofac Surg. 2005 Dec;43(6):532-4.

47. Peters E, Daley T; American Academy of Oral and Maxillofacial Pathology. Persistent painful ulcer of the posterior lingual mandibular mucosa. J Contemp Dent Pract. 2003 Feb 15;4(1):71-5.

48. Sonnier KE, Horning GM. Spontaneous bony exposure: a report of 4 cases of idiopathic exposure and sequestration of alveolar bone. J Periodontol. 1997 Aug;68(8):758-62.

49. Peters E, Lovas GL, Wysocki GP. Lingual mandibular sequestration and ulceration. Oral Surg Oral Med Oral Pathol. 1993 Jun;75(6):739-43.

50. Nandakumar H, Shankaramba KB. Massive sequestration of the upper jaw: a case report. Br J Oral Maxillofac Surg. 1990 Feb;28(1):55-6.

51. Ramon Y, Oberman M, Horowitz I, Freedman A. Extensive maxillary sequestration resulting from rhinocerebral mucormyocosis. J Oral Surg. 1977 Dec;35(12):989-91.

52. Liao MT, Chien WC, Wang JC, Chung CH, Chu SJ, Tsai SH. Increased risk of bisphosphonate-related osteonecrosis of the jaw in patients with Sjögren's syndrome: nationwide population-based cohort study. BMJ Open. 2019 Feb 13;9(2):e024655.

53. Schwartz HC. Osteonecrosis of the jaws: a complication of cancer chemotherapy. Head Neck Surg. 1982 Jan-Feb;4(3):251-3.

54. Cooper JC. Tooth exfoliation and osteonecrosis of the jaw following herpes zoster. Br Dent J. 1977 Nov 1;143(9):297-300.

55. Schwartz O, Kvorning SA. Tooth exfoliation, osteonecrosis of the jaw and neuralgia following herpes zoster of the trigeminal nerve. Int J Oral Surg. 1982 Dec;11(6):364-71.

56. Calhoun KH, Shapiro RD, Stiernberg CM, Calhoun JH, Mader JT. Osteomyelitis of the mandible. Arch Otolaryngol Head Neck Surg. 1988 Oct;114(10):1157-62.

57. Koorbusch GF, Fotos P, Goll KT. Retrospective assessment of osteomyelitis. Etiology, demographics, risk factors, and management in 35 cases. Oral Surg Oral Med Oral Pathol. 1992 Aug;74(2):149-54.

58. Maines E, Monti E, Doro F, Morandi G, Cavarzere P, Antoniazzi F. Children and adolescents treated with neridronate for osteogenesis imperfecta show no evidence of any osteonecrosis of the jaw. J Bone Miner Metab. 2012 Jul;30(4):434-8.

59. Black DM, Schwartz AV, Ensrud KE, Cauley JA, Levis S, Quandt SA, Satterfield S, Wallace RB, Bauer DC, Palermo L, Wehren LE, Lombardi A, Santora AC, Cummings SR; FLEX Research Group. Effects of continuing or stopping alendronate after 5 years of treatment: the Fracture Intervention Trial Long-term Extension (FLEX): a randomized trial. JAMA. 2006 Dec 27;296(24):2927-38.

60. Black DM, Reid IR, Boonen S, Bucci-Rechtweg C, Cauley JA, Cosman F, Cummings SR, Hue TF, Lippuner K, Lakatos P, Leung PC, Man Z, Martinez RL, Tan M, Ruzycky ME, Su G, Eastell R. The effect of 3 versus 6 years of zoledronic acid treatment of osteoporosis: a randomized extension to the HORIZON-Pivotal Fracture Trial (PFT). J Bone Miner Res. 2012 Feb;27(2):243-54.

61. Black DM, Reid IR, Cauley JA, Cosman F, Leung PC, Lakatos P, Lippuner K, Cummings SR, Hue TF, Mukhopadhyay A, Tan M, Aftring RP, Eastell R. The effect of 6 versus 9 years of zoledronic acid treatment in osteoporosis: a randomized second extension to the HORIZON-Pivotal Fracture Trial (PFT). J Bone Miner Res. 2015 May;30 (5):934-44.

62. Carlson ER, Fleisher KE, Ruggiero SL. Metastatic cancer identified in osteonecrosis specimens of the jaws in patients receiving intravenous bisphosphonate medications. J Oral Maxillofac Surg. 2013 Dec;71 (12):2077-86.

63. Hadaya D, Soundia A, Freymiller E, Grogan T, Elashoff D, Tetradis S, Aghaloo TL. Nonsurgical Management of Medication-Related Osteonecrosis of the Jaws Using Local Wound Care. J Oral Maxillofac Surg. 2018 Nov;76(11):2332-9.

64. Marx RE, Sawatari Y, Fortin M, Broumand V. Bisphosphonate-induced exposed bone (osteonecrosis/osteopetrosis) of the jaws: risk factors, recognition, prevention, and treatment. J Oral Maxillofac Surg. 2005 Nov;63(11):1567-75.

65. Aghaloo T, Hazboun R, Tetradis S. Pathophysiology of Osteonecrosis of the Jaws. Oral Maxillofac Surg Clin North Am. 2015 Nov;27 (4):489-96.

66. Johnston CB, Dagar M. Osteoporosis in Older Adults. Med Clin North

Am. 2020 Sep;104(5):873-84.

67. Black DM, Rosen CJ. Clinical Practice. Postmenopausal Osteoporosis. N Engl J Med. 2016 Jan 21;374(3):254-62.

68. Schwartz E, Reichert Z, Van Poznak C. Pharmacologic management of metastatic bone disease. Bone. 2022 May;158:115735.

69. Coleman R. Bisphosphonates and breast cancer - From cautious palliation to saving lives. Bone. 2020 Nov;140:115570.

70. Lacey DL, Boyle WJ, Simonet WS, Kostenuik PJ, Dougall WC, Sullivan JK, San Martin J, Dansey R. Bench to bedside: elucidation of the OPG-RANK-RANKL pathway and the development of denosumab. Nat Rev Drug Discov. 2012 May;11(5):401-19.

71. Coleman RE, Major P, Lipton A, Brown JE, Lee KA, Smith M, Saad F, Zheng M, Hei YJ, Seaman J, Cook R. Predictive value of bone resorption and formation markers in cancer patients with bone metastases receiving the bisphosphonate zoledronic acid. J Clin Oncol. 2005 Aug 1;23(22):4925-35.

72. Stewart AF. Clinical practice. Hypercalcemia associated with cancer. N Engl J Med. 2005 Jan 27;352(4):373-9.

73. Benjamin B, Benjamin MA, Swe M, Sugathan S. Review on the comparison of effectiveness between denosumab and bisphosphonates in post-menopausal osteoporosis. Osteoporos Sarcopenia. 2016 Jun;2(2):77-81.

74. Limones A, Sáez-Alcaide LM, Díaz-Parreño SA, Helm A, Bornstein MM, Molinero-Mourelle P. Medication-related osteonecrosis of the jaws (MRONJ) in cancer patients treated with denosumab VS. zoledronic acid: A systematic review and meta-analysis. Med Oral Patol Oral Cir Bucal. 2020 May 1;25(3):e326-e336.

75. Hallmer F, Andersson G, Götrick B, Warfvinge G, Anderud J, Björnland T. Prevalence, initiating factor, and treatment outcome of medication-related osteonecrosis of the jaw-a 4-year prospective study. Oral Surg Oral Med Oral Pathol Oral Radiol. 2018 Dec;126(6):477-85.

76. Soundia A, Hadaya D, Esfandi N, de Molon RS, Bezouglaia O, Dry SM, Pirih FQ, Aghaloo T, Tetradis S. Osteonecrosis of the jaws (ONJ) in mice after extraction of teeth with periradicular disease. Bone. 2016 Sep;90:133-41.

77. Wehrhan F, Gross C, Creutzburg K, Amann K, Ries J, Kesting M, Geppert CI, Weber M. Osteoclastic expression of higher-level regulators NFATc1 and BCL6 in medication-related osteonecrosis of the jaw secondary to bisphosphonate therapy: a comparison with osteoradionecrosis and osteomyelitis. J Transl Med. 2019 Mar 4;17(1):69.

78. de Molon RS, Shimamoto H, Bezouglaia O, Pirih FQ, Dry SM, Kostenuik P, Boyce RW, Dwyer D, Aghaloo TL, Tetradis S. OPG-Fc but Not Zoledronic Acid Discontinuation Reverses Osteonecrosis of the Jaws (ONJ) in Mice. J Bone Miner Res. 2015 Sep;30(9):1627-40.

79. Hadaya D, Soundia A, Gkouveris I, Bezouglaia O, Dry SM, Pirih FQ, Aghaloo TL, Tetradis S. Antiresorptive-Type and Discontinuation-Timing Affect ONJ Burden. J Dent Res. 2021 Jul;100(7):746-53.

80. Kuroshima S, Entezami P, McCauley LK, Yamashita J. Early effects of parathyroid hormone on bisphosphonate/steroid-associated compromised osseous wound healing. Osteoporos Int. 2014 Mar;25(3):1141-50.

81. Dayisoylu EH, Şenel FÇ, Üngör C, Tosun E, Çankaya M, Ersöz S, Taskesen F. The effects of adjunctive parathyroid hormone injection on bisphosphonate-related osteonecrosis of the jaws: an animal study. Int J Oral Maxillofac Surg. 2013 Nov;42(11):1475-80.

82. Chopra K, Malhan N. Teriparatide for the Treatment of Medication-Related Osteonecrosis of the Jaw. Am J Ther. 2020 Jun 22;28(4):e469-e477.

83. Ficarra G, Beninati F, Rubino I, Vannucchi A, Longo G, Tonelli P, Pini Prato G. Osteonecrosis of the jaws in periodontal patients with a history of bisphosphonates treatment. J Clin Periodontol. 2005 Nov;32(11):1123-8.

84. Thumbigere-Math V, Michalowicz BS, Hodges JS, Tsai ML, Swenson KK, Rockwell L, Gopalakrishnan R. Periodontal disease as a risk factor for bisphosphonate-related osteonecrosis of the jaw. J Periodontol. 2014 Feb;85(2):226-33.

85. Aghaloo TL, Kang B, Sung EC, Shoff M, Ronconi M, Gotcher JE, Bezouglaia O, Dry SM, Tetradis S. Periodontal disease and bisphosphonates induce osteonecrosis of the jaws in the rat. J Bone Miner

Res. 2011 Aug;26(8):1871-82.

86. Kang B, Cheong S, Chaichanasakul T, Bezouglaia O, Atti E, Dry SM, Pirih FQ, Aghaloo TL, Tetradis S. Periapical disease and bisphosphonates induce osteonecrosis of the jaws in mice. J Bone Miner Res. 2013 Jul;28(7):1631-40.

87. Hadaya D, Soundia A, Gkouveris I, Dry SM, Aghaloo TL, Tetradis S. Development of Medication-Related Osteonecrosis of the Jaw After Extraction of Teeth With Experimental Periapical Disease. J Oral Maxillofac Surg. 2019 Jan;77(1):71-86.

88. Aguirre JI, Akhter MP, Kimmel DB, Pingel JE, Williams A, Jorgensen M, Kesavalu L, Wronski TJ. Oncologic doses of zoledronic acid induce osteonecrosis of the jaw-like lesions in rice rats (Oryzomys palustris) with periodontitis. J Bone Miner Res. 2012 Oct;27(10):2130-43.

89. Soma T, Iwasaki R, Sato Y, Kobayashi T, Nakamura S, Kaneko Y, Ito E, Okada H, Watanabe H, Miyamoto K, Matsumoto M, Nakamura M, Asoda S, Kawana H, Nakagawa T, Miyamoto T. Tooth extraction in mice administered zoledronate increases inflammatory cytokine levels and promotes osteonecrosis of the jaw. J Bone Miner Metab. 2021 May;39(3):372-84.

90. de Molon RS, Hsu C, Bezouglaia O, Dry SM, Pirih FQ, Soundia A, Cunha FQ, Cirelli JA, Aghaloo TL, Tetradis S. Rheumatoid Arthritis Exacerbates the Severity of Osteonecrosis of the Jaws (ONJ) in Mice. A Randomized, Prospective, Controlled Animal Study. J Bone Miner Res. 2016 Aug;31(8):1596-607.

91. Kim T, Kim S, Song M, Lee C, Yagita H, Williams DW, Sung EC, Hong C, Shin KH, Kang MK, Park NH, Kim RH. Removal of Pre-Existing Periodontal Inflammatory Condition before Tooth Extraction Ameliorates Medication-Related Osteonecrosis of the Jaw-Like Lesion in Mice. Am J Pathol. 2018 Oct;188(10):2318-27.

92. Kuroshima S, Nakajima K, Sasaki M, I T, Sumita Y, Asahara T, Asahina I, Sawase T. Systemic administration of quality- and quantity-controlled PBMNCs reduces bisphosphonate-related osteonecrosis of jaw-like lesions in mice. Stem Cell Res Ther. 2019 Jul 16;10(1):209.

93. Hansen T, Kunkel M, Weber A, James Kirkpatrick C. Osteonecrosis of the jaws in patients treated with bisphosphonates - histomorphologic analysis in comparison with infected osteoradionecrosis. J Oral Pathol Med. 2006 Mar;35(3):155-60.

94. Mawardi H, Giro G, Kajiya M, Ohta K, Almazrooa S, Alshwaimi E, Woo SB, Nishimura I, Kawai T. A role of oral bacteria in bisphosphonate-induced osteonecrosis of the jaw. J Dent Res. 2011 Nov;90(11):1339-45.

95. Vandone AM, Donadio M, Mozzati M, Ardine M, Polimeni MA, Beatrice S, Ciuffreda L, Scoletta M. Impact of dental care in the prevention of bisphosphonate-associated osteonecrosis of the jaw: a single-center clinical experience. Ann Oncol. 2012 Jan;23(1):193-200.

96. Sedghizadeh PP, Kumar SK, Gorur A, Schaudinn C, Shuler CF, Costerton JW. Microbial biofilms in osteomyelitis of the jaw and osteonecrosis of the jaw secondary to bisphosphonate therapy. J Am Dent Assoc. 2009 Oct;140(10):1259-65.

97. Francini F, Pascucci A, Francini E, Miano ST, Bargagli G, Ruggiero G, Petrioli R. Osteonecrosis of the jaw in patients with cancer who received zoledronic acid and bevacizumab. J Am Dent Assoc. 2011 May;142(5):506-13.

98. Migliorati CA, Schubert MM, Peterson DE, Seneda LM. Bisphosphonate-associated osteonecrosis of mandibular and maxillary bone: an emerging oral complication of supportive cancer therapy. Cancer. 2005 Jul 1;104(1):83-93.

99. Petek D, Hannouche D, Suva D. Osteonecrosis of the femoral head: pathophysiology and current concepts of treatment. EFORT Open Rev. 2019 Mar 15;4(3):85-97.

100. Wood J, Bonjean K, Ruetz S, Bellahcène A, Devy L, Foidart JM, Castronovo V, Green JR. Novel antiangiogenic effects of the bisphosphonate compound zoledronic acid. J Pharmacol Exp Ther. 2002 Sep;302(3):1055-61.

101. Santini D, Vincenzi B, Dicuonzo G, Avvisati G, Massacesi C, Battistoni F, Gavasci M, Rocci L, Tirindelli MC, Altomare V, Tocchini M, Bonsignori M, Tonini G. Zoledronic acid induces significant and long-lasting modifications of circulating angiogenic factors in cancer patients. Clin Cancer Res. 2003 Aug 1;9(8):2893-7.

102. Ishtiaq S, Edwards S, Sankaralingam A, Evans BA, Elford C, Frost ML, Fogelman I, Hampson G. The effect of nitrogen containing

bisphosphonates, zoledronate and alendronate, on the production of pro-angiogenic factors by osteoblastic cells. Cytokine. 2015 Feb;71(2):154-60.

103. Kün-Darbois JD, Libouban H, Mabilleau G, Pascaretti-Grizon F, Chappard D. Bone mineralization and vascularization in bisphosphonate-related osteonecrosis of the jaw: an experimental study in the rat. Clin Oral Investig. 2018 Dec;22(9):2997-3006.

104. Gao SY, Lin RB, Huang SH, Liang YJ, Li X, Zhang SE, Ouyang DQ, Li K, Zheng GS, Liao GQ. PDGF-BB exhibited therapeutic effects on rat model of bisphosphonate-related osteonecrosis of the jaw by enhancing angiogenesis and osteogenesis. Bone. 2021 Mar;144:115117.

105. Bi Y, Gao Y, Ehirchiou D, Cao C, Kikuiri T, Le A, Shi S, Zhang L. Bisphosphonates cause osteonecrosis of the jaw-like disease in mice. Am J Pathol. 2010 Jul;177(1):280-90.

106. Gkouveris I, Hadaya D, Soundia A, Bezouglaia O, Chau Y, Dry SM, Pirih FQ, Aghaloo TL, Tetradis S. Vasculature submucosal changes at early stages of osteonecrosis of the jaw (ONJ). Bone. 2019 Jun;123:234-45.

107. Vallina C, Ramírez L, Torres J, Casañas E, Hernández G, López-Pintor RM. Osteonecrosis of the jaws produced by sunitinib: a systematic review. Med Oral Patol Oral Cir Bucal. 2019 May 1;24(3):e326-e338.

108. Gacche RN, Meshram RJ. Angiogenic factors as potential drug target: efficacy and limitations of anti-angiogenic therapy. Biochim Biophys Acta. 2014 Aug;1846(1):161-79.

109. Akita Y, Kuroshima S, Nakajima K, Hayano H, Kanai R, Sasaki M, Sawase T. Effect of anti-angiogenesis induced by chemotherapeutic monotherapy, chemotherapeutic/bisphosphonate combination therapy and anti-VEGFA mAb therapy on tooth extraction socket healing in mice. J Bone Miner Metab. 2018 Sep;36(5):547-59.

110. Rugani P, Walter C, Kirnbauer B, Acham S, Begus-Nahrman Y, Jakse N. Prevalence of Medication-Related Osteonecrosis of the Jaw in Patients with Breast Cancer, Prostate Cancer, and Multiple Myeloma. Dent J (Basel). 2016 Sep 27;4(4):32.

111. Dimopoulos MA, Kastritis E, Anagnostopoulos A, Melakopoulos I, Gika D, Moulopoulos LA, Bamia C, Terpos E, Tsionos K, Bamias A. Osteonecrosis of the jaw in patients with multiple myeloma treated with bisphosphonates: evidence of increased risk after treatment with zoledronic acid. Haematologica. 2006 Jul;91(7):968-71.

112. Badros A, Weikel D, Salama A, Goloubeva O, Schneider A, Rapoport A, Fenton R, Gahres N, Sausville E, Ord R, Meiller T. Osteonecrosis of the jaw in multiple myeloma patients: clinical features and risk factors. J Clin Oncol. 2006 Feb 20;24(6):945-52.

113. Raje N, Terpos E, Willenbacher W, Shimizu K, García-Sanz R, Durie B, Legieć W, Krejčí M, Laribi K, Zhu L, Cheng P, Warner D, Roodman GD. Denosumab versus zoledronic acid in bone disease treatment of newly diagnosed multiple myeloma: an international, double-blind, double-dummy, randomised, controlled, phase 3 study. Lancet Oncol. 2018 Mar;19(3):370-81.

114. Filleul O, Crompot E, Saussez S. Bisphosphonate-induced osteonecrosis of the jaw: a review of 2,400 patient cases. J Cancer Res Clin Oncol. 2010 Aug;136(8):1117-24.

115. Bastos P, Patel V, Festy F, Hosny N, Cook RJ. In-vivo imaging of the microvasculature of the soft tissue margins of osteonecrotic jaw lesions. Br Dent J. 2017 Nov 10;223(9):699-705.

116. Zhang Q, Yu W, Lee S, Xu Q, Naji A, Le AD. Bisphosphonate Induces Osteonecrosis of the Jaw in Diabetic Mice via NLRP3/Caspase-1-Dependent IL-1β Mechanism. J Bone Miner Res. 2015 Dec;30(12):2300-12.

117. Kabilova TO, Kovtonyuk LV, Zonov EV, Ryabchikova EI, Popova NA, Nikolin VP, Kaledin VI, Zenkova MA, Vlassov VV, Chernolovskaya EL. Immunotherapy of hepatocellular carcinoma with small double-stranded RNA. BMC Cancer. 2014 May 18;14:338.

118. Hayano H, Kuroshima S, Sasaki M, Tamaki S, Inoue M, Ishisaki A, Sawase T. Distinct immunopathology in the early stages between different antiresorptives-related osteonecrosis of the jaw-like lesions in mice. Bone. 2020 Jun;135:115308.

119. Rao NJ, Yu RQ, Wang JY, Helm A, Zheng LW. Effect of Periapical Diseases in Development of MRONJ in Immunocompromised Mouse Model. Biomed Res Int. 2019 Sep 22;2019:1271492.

120. Aghaloo TL, Tetradis S. Osteonecrosis of the Jaw in the Absence of Antiresorptive or Antiangiogenic Exposure: A Series of 6 Cases. J Oral Maxillofac Surg. 2017 Jan;75(1):129-142.

121. Bamias A, Kastritis E, Bamia C, Moulopoulos LA, Melakopoulos I, Bozas G, Koutsoukou V, Gika D, Anagnostopoulos A, Papadimitriou C, Terpos E, Dimopoulos MA. Osteonecrosis of the jaw in cancer after treatment with bisphosphonates: incidence and risk factors. J Clin Oncol. 2005 Dec 1;23(34):8580-7.

122. Qu X, Wang Z, Zhou T, Shan L. Determination of the molecular mechanism by which macrophages and $\gamma\delta$-T cells contribute to ZOL-induced ONJ. Aging (Albany NY). 2020 Oct 25;12(20):20743-52.

123. Rodríguez-Lozano FJ, Oñate-Sánchez R, Gonzálvez-García M, Vallés-Bergadá M, Martínez CM, Revilla-Nuin B, Guerrero-Gironés J, Moraleda JM, García-Bernal D. Allogeneic Bone Marrow Mesenchymal Stem Cell Transplantation in Tooth Extractions Sites Ameliorates the Incidence of Osteonecrotic Jaw-Like Lesions in Zoledronic Acid-Treated Rats. J Clin Med. 2020 May 31;9(6):1649.

124. Alonso-Rodriguez E, González-Martín-Moro J, Cebrián-Carretero JL, Del Castillo JL, Pozo-Kreilinger JJ, Ruiz-Bravo E, García-Arranz M, Hernández-Godoy J, Burgueño M. Bisphosphonate-related osteonecrosis. Application of adipose-derived stem cells in an experimental murine model. Med Oral Patol Oral Cir Bucal. 2019 Jul 1;24(4):e529-e536.

125. Barba-Recreo P, Del Castillo Pardo de Vera JL, Georgiev-Hristov T, Ruiz Bravo-Burguillos E, Abarrategi A, Burgueño M, García-Arranz M. Adipose-derived stem cells and platelet-rich plasma for preventive treatment of bisphosphonate-related osteonecrosis of the jaw in a murine model. J Craniomaxillofac Surg. 2015 Sep;43(7):1161-8.

126. Sarasquete ME, García-Sanz R, Marín L, Alcoceba M, Chillón MC, Balanzategui A, Santamaria C, Rosiñol L, de la Rubia J, Hernandez MT, Garcia-Navarro I, Lahuerta JJ, González M, San Miguel JF. Bisphosphonate-related osteonecrosis of the jaw is associated with polymorphisms of the cytochrome P450 CYP2C8 in multiple myeloma: a genome-wide single nucleotide polymorphism analysis. Blood. 2008 Oct 1;112(7):2709-12.

127. Yang G, Hamadeh IS, Katz J, Riva A, Lakatos P, Balla B, Kosa J, Vaszilko M, Pelliccioni GA, Davis N, Langaee TY, Moreb JS, Gong Y. SIRT1/HERC4 Locus Associated With Bisphosphonate-Induced Osteonecrosis of the Jaw: An Exome-Wide Association Analysis. J Bone Miner Res. 2018 Jan;33(1):91-8.

128. Yang G, Collins JM, Rafiee R, Singh S, Langaee T, McDonough CW, Holliday LS, Wang D, Lamba JK, Kim YS, Pelliccioni GA, Vaszilko M, Kosa JP, Balla B, Lakatos PA, Katz J, Moreb J, Gong Y. SIRT1 Gene SNP rs932658 Is Associated With Medication-Related Osteonecrosis of the Jaw. J Bone Miner Res. 2021 Feb;36(2):347-56.

129. Lee KH, Kim SH, Kim CH, Min BJ, Kim GJ, Lim Y, Kim HS, Ahn KM, Kim JH. Identifying genetic variants underlying medication-induced osteonecrosis of the jaw in cancer and osteoporosis: a case control study. J Transl Med. 2019 Nov 20;17(1):381.

130. Kastritis E, Melea P, Bagratuni T, Melakopoulos I, Gavriatopoulou M, Roussou M, Migkou M, Eleutherakis-Papaiakovou E, Terpos E, Dimopoulos MA. Genetic factors related with early onset of osteonecrosis of the jaw in patients with multiple myeloma under zoledronic acid therapy. Leuk Lymphoma. 2017 Oct;58(10):2304-9.

131. Guo Z, Cui W, Que L, Li C, Tang X, Liu J. Pharmacogenetics of medication-related osteonecrosis of the jaw: a systematic review and meta-analysis. Int J Oral Maxillofac Surg. 2020 Mar;49(3):298-309.

132. Valachis A, Polyzos NP, Coleman RE, Gnant M, Eidtmann H, Brufsky AM, Aft R, Tevaarwerk AJ, Swenson K, Lind P, Mauri D. Adjuvant therapy with zoledronic acid in patients with breast cancer: a systematic review and meta-analysis. Oncologist. 2013;18(4):353-61.

133. Coleman R, Cameron D, Dodwell D, Bell R, Wilson C, Rathbone E, Keane M, Gil M, Burkinshaw R, Grieve R, Barrett-Lee P, Ritchie D, Liversedge V, Hinsley S, Marshall H; AZURE investigators. Adjuvant zoledronic acid in patients with early breast cancer: final efficacy analysis of the AZURE (BIG 01/04) randomised open-label phase 3 trial. Lancet Oncol. 2014 Aug;15(9):997-1006.

134. Gnant M, Pfeiler G, Dubsky PC, Hubalek M, Greil R, Jakesz R, Wette V, Balic M, Haslbauer F, Melbinger E, Bjelic-Radisic V, Artner-Matuschek S, Fitzal F, Marth C, Sevelda P, Mlineritsch B, Steger GG, Manfreda D, Exner R, Egle D, Bergh J, Kainberger F, Talbot S, Warner D, Fesl C, Singer CF; Austrian Breast and Colorectal Cancer Study Group. Adjuvant denosumab in breast cancer (ABCSG-18): a multi-centre, randomised, double-blind, placebo-controlled trial. Lancet.

2015 Aug 1;386(9992):433-43.

135. Boquete-Castro A, Gómez-Moreno G, Calvo-Guirado JL, Aguilar-Salvatierra A, Delgado-Ruiz RA. Denosumab and osteonecrosis of the jaw. A systematic analysis of events reported in clinical trials. Clin Oral Implants Res. 2016 Mar;27(3):367-75.

136. Macherey S, Monsef I, Jahn F, Jordan K, Yuen KK, Heidenrich A, Skoetz N. Bisphosphonates for advanced prostate cancer. Cochrane Database Syst Rev. 2017 Dec 26;12(12):CD006250.

137. O'Carrigan B, Wong MH, Willson ML, Stockler MR, Pavlakis N, Goodwin A. Bisphosphonates and other bone agents for breast cancer. Cochrane Database Syst Rev. 2017 Oct 30;10(10):CD003474.

138. Coleman R, Finkelstein DM, Barrios C, Martin M, Iwata H, Hegg R, Glaspy J, Periañez AM, Tonkin K, Deleu I, Sohn J, Crown J, Delaloge S, Dai T, Zhou Y, Jandial D, Chan A. Adjuvant denosumab in early breast cancer (D-CARE): an international, multicentre, randomised, controlled, phase 3 trial. Lancet Oncol. 2020 Jan;21(1):60-72.

139. Barrett-Lee P, Casbard A, Abraham J, Hood K, Coleman R, Simmonds P, Timmins H, Wheatley D, Grieve R, Griffiths G, Murray N. Oral ibandronic acid versus intravenous zoledronic acid in treatment of bone metastases from breast cancer: a randomised, open label, non-inferiority phase 3 trial. Lancet Oncol. 2014 Jan;15(1):114-22.

140. Himelstein AL, Foster JC, Khatcheressian JL, Roberts JD, Seisler DK, Novotny PJ, Qin R, Go RS, Grubbs SS, O'Connor T, Velasco MR Jr, Weckstein D, O'Mara A, Loprinzi CL, Shapiro CL. Effect of Longer-Interval vs Standard Dosing of Zoledronic Acid on Skeletal Events in Patients With Bone Metastases: A Randomized Clinical Trial. JAMA. 2017 Jan 3;317(1):48-58.

141. Henry D, Vadhan-Raj S, Hirsh V, von Moos R, Hungria V, Costa L, Woll PJ, Scagliotti G, Smith G, Feng A, Jun S, Dansey R, Yeh H. Delaying skeletal-related events in a randomized phase 3 study of denosumab versus zoledronic acid in patients with advanced cancer: an analysis of data from patients with solid tumors. Support Care Cancer. 2014 Mar;22(3):679-87.

142. Peddi P, Lopez-Olivo MA, Pratt GF, Suarez-Almazor ME. Denosumab in patients with cancer and skeletal metastases: a systematic review and meta-analysis. Cancer Treat Rev. 2013 Feb;39(1):97-104.

143. Jackson GH, Morgan GJ, Davies FE, Wu P, Gregory WM, Bell SE, Szubert AJ, Navarro Coy N, Drayson MT, Owen RG, Feyler S, Ashcroft AJ, Ross FM, Byrne J, Roddie H, Rudin C, Boyd KD, Osborne WL, Cook G, Child JA. Osteonecrosis of the jaw and renal safety in patients with newly diagnosed multiple myeloma: Medical Research Council Myeloma IX Study results. Br J Haematol. 2014 Jul;166(1):109-17.

144. Wang X, Yang KH, Wanyan P, Tian JH. Comparison of the efficacy and safety of denosumab versus bisphosphonates in breast cancer and bone metastases treatment: A meta-analysis of randomized controlled trials. Oncol Lett. 2014 Jun;7(6):1997-2002.

145. Ng TL, Tu MM, Ibrahim MFK, Basulaiman B, McGee SF, Srikanthan A, Fernandes R, Vandermeer L, Stober C, Sienkiewicz M, Jeong A, Saunders D, Awan AA, Hutton B, Clemons MJ. Long-term impact of bone-modifying agents for the treatment of bone metastases: a systematic review. Support Care Cancer. 2021 Feb;29(2):925-943.

146. Fusco V, Santini D, Armento G, Tonini G, Campisi G. Osteonecrosis of jaw beyond antiresorptive (bone-targeted) agents: new horizons in oncology. Expert Opin Drug Saf. 2016 Jul;15(7):925-35.

147. Nicolatou-Galitis O, Kouri M, Papadopoulou E, Vardas E, Galiti D, Epstein JB, Elad S, Campisi G, Tsoukalas N, Bektas-Kayhan K, Tan W, Body JJ, Migliorati C, Lalla RV; MASCC Bone Study Group. Osteonecrosis of the jaw related to non-antiresorptive medications: a systematic review. Support Care Cancer. 2019 Feb;27(2):383-94.

148. King R, Tanna N, Patel V. Medication-related osteonecrosis of the jaw unrelated to bisphosphonates and denosumab-a review. Oral Surg Oral Med Oral Pathol Oral Radiol. 2019 Apr;127(4):289-99.

149. Sacco R, Shah S, Leeson R, Moraschini V, de Almeida Barros Mourão CF, Akintola O, Lalli A. Osteonecrosis and osteomyelitis of the jaw associated with tumour necrosis factor-alpha (TNF-α) inhibitors: a systematic review. Br J Oral Maxillofac Surg. 2020 Jan;58(1):25-33.

150. Grbic JT, Black DM, Lyles KW, Reid DM, Orwoll E, McClung M, Bucci-Rechtweg C, Su G. The incidence of osteonecrosis of the jaw in patients receiving 5 milligrams of zoledronic acid: data from the health outcomes and reduced incidence with zoledronic acid once yearly clinical trials program. J Am Dent Assoc. 2010 Nov;141

(11):1365-70.

151. Cosman F, Crittenden DB, Adachi JD, Binkley N, Czerwinski E, Ferrari S, Hofbauer LC, Lau E, Lewiecki EM, Miyauchi A, Zerbini CA, Milmont CE, Chen L, Maddox J, Meisner PD, Libanati C, Grauer A. Romosozumab Treatment in Postmenopausal Women with Osteoporosis. N Engl J Med. 2016 Oct 20;375(16):1532-43.

152. Administration USFaD. Background Document for Meeting of Advisory Committee for Reproductive Health Drugs and Drug Safety and Risk Management Advisory Committee. Adelphi, MD, FDA, HHS, 2011

153. Bone HG, Wagman RB, Brandi ML, Brown JP, Chapurlat R, Cummings SR, Czerwiński E, Fahrleitner-Pammer A, Kendler DL, Lippuner K, Reginster JY, Roux C, Malouf J, Bradley MN, Daizadeh NS, Wang A, Dakin P, Pannacciulli N, Dempster DW, Papapoulos S. 10 years of denosumab treatment in postmenopausal women with osteoporosis: results from the phase 3 randomised FREEDOM trial and open-label extension. Lancet Diabetes Endocrinol. 2017 Jul;5(7):513-523.

154. FDA. Briefing Information for the September 9, 2011 Joint Meeting of the Reproductive Health Drugs Advisory Committee and the Drug Safety and Risk Management Advisory Committee. Adelphi, MD, FDA, HHS, 2011

155. Rutkowski P, Gaston L, Borkowska A, Stacchiotti S, Gelderblom H, Baldi GG, Palmerini E, Casali P, Gronchi A, Parry M, Campanacci DA, Scoccianti G, Wagrodzki M, Ferrari S, Dijkstra S, Pieńkowski A, Grimer R. Denosumab treatment of inoperable or locally advanced giant cell tumor of bone - Multicenter analysis outside clinical trial. Eur J Surg Oncol. 2018 Sep;44(9):1384-1390.

156. Chawla S, Blay JY, Rutkowski P, Le Cesne A, Reichardt P, Gelderblom H, Grimer RJ, Choy E, Skubitz K, Seeger L, Schuetze SM, Henshaw R, Dai T, Jandial D, Palmerini E. Denosumab in patients with giant-cell tumour of bone: a multicentre, open-label, phase 2 study. Lancet Oncol. 2019 Dec;20(12):1719-29.

157. Hennedige AA, Jayasinghe J, Khajeh J, Macfarlane TV. Systematic review on the incidence of bisphosphonate related osteonecrosis of the jaw in children diagnosed with osteogenesis imperfecta. J Oral Maxillofac Res. 2014 Jan 1;4(4):e1.

158. Duarte NT, Rech BO, Martins IG, Franco JB, Ortega KL. Can children be affected by bisphosphonate-related osteonecrosis of the jaw? A systematic review. Int J Oral Maxillofac Surg. 2020 Feb;49(2):183-191.

159. Lo JC, O'Ryan FS, Gordon NP, Yang J, Hui RL, Martin D, Hutchinson M, Lathon PV, Sanchez G, Silver P, Chandra M, McCloskey CA, Staffa JA, Willy M, Selby JV, Go AS; Predicting Risk of Osteonecrosis of the Jaw with Oral Bisphosphonate Exposure (PROBE) Investigators. Prevalence of osteonecrosis of the jaw in patients with oral bisphosphonate exposure. J Oral Maxillofac Surg. 2010 Feb;68(2):243-53.

160. Aljohani S, Fliefel R, Ihbe J, Kühnisch J, Ehrenfeld M, Otto S. What is the effect of anti-resorptive drugs (ARDs) on the development of medication-related osteonecrosis of the jaw (MRONJ) in osteoporosis patients: A systematic review. J Craniomaxillofac Surg. 2017 Sep;45(9):1493-1502.

161. Shudo A, Kishimoto H, Takaoka K, Noguchi K. Long-term oral bisphosphonates delay healing after tooth extraction: a single institutional prospective study. Osteoporos Int. 2018 Oct;29(10):2315-2321.

162. Gaudin E, Seidel L, Bacevic M, Rompen E, Lambert F. Occurrence and risk indicators of medication-related osteonecrosis of the jaw after dental extraction: a systematic review and meta-analysis. J Clin Periodontol. 2015 Oct;42(10):922-32.

163. Watts NB, Grbic JT, Binkley N, Papapoulos S, Butler PW, Yin X, Tierney A, Wagman RB, McClung M. Invasive Oral Procedures and Events in Postmenopausal Women With Osteoporosis Treated With Denosumab for Up to 10 Years. J Clin Endocrinol Metab. 2019 Jun 1;104(6):2443-52.

164. Mozzati M, Arata V, Gallesio G. Tooth extraction in patients on zoledronic acid therapy. Oral Oncol. 2012 Sep;48(9):817-21.

165. Yamazaki T, Yamori M, Ishizaki T, Asai K, Goto K, Takahashi K, Nakayama T, Bessho K. Increased incidence of osteonecrosis of the jaw after tooth extraction in patients treated with bisphosphonates: a cohort study. Int J Oral Maxillofac Surg. 2012 Nov;41(11):1397-403.

166. Scoletta M, Arata V, Arduino PG, Lerda E, Chiecchio A, Gallesio G,

Scully C, Mozzati M. Tooth extractions in intravenous bisphosphonate-treated patients: a refined protocol. J Oral Maxillofac Surg. 2013 Jun;71(6):994-9.

167. Bodem JP, Kargus S, Eckstein S, Saure D, Engel M, Hoffmann J, Freudlsperger C. Incidence of bisphosphonate-related osteonecrosis of the jaw in high-risk patients undergoing surgical tooth extraction. J Craniomaxillofac Surg. 2015 May;43(4):510-4.

168. McGowan K, McGowan T, Ivanovski S. Risk factors for medication-related osteonecrosis of the jaws: A systematic review. Oral Dis. 2018 May;24(4):527-36.

169. Kyrgidis A, Vahtsevanos K, Koloutsos G, Andreadis C, Boukovinas I, Teleioudis Z, Patrikidou A, Triaridis S. Bisphosphonate-related osteonecrosis of the jaws: a case-control study of risk factors in breast cancer patients. J Clin Oncol. 2008 Oct 1;26(28):4634-8.

170. Vahtsevanos K, Kyrgidis A, Verrou E, Katodritou E, Triaridis S, Andreadis CG, Boukovinas I, Koloutsos GE, Teleioudis Z, Kitikidou K, Paraskevopoulos P, Zervas K, Antoniades K. Longitudinal cohort study of risk factors in cancer patients of bisphosphonate-related osteonecrosis of the jaw. J Clin Oncol. 2009 Nov 10;27(32):5356-62.

171. Tsao C, Darby I, Ebeling PR, Walsh K, O'Brien-Simpson N, Reynolds E, Borromeo G. Oral health risk factors for bisphosphonate-associated jaw osteonecrosis. J Oral Maxillofac Surg. 2013 Aug;71(8):1360-6.

172. Qi WX, Tang LN, He AN, Yao Y, Shen Z. Risk of osteonecrosis of the jaw in cancer patients receiving denosumab: a meta-analysis of seven randomized controlled trials. Int J Clin Oncol. 2014 Apr;19(2):403-10.

173. Ripamonti CI, Maniezzo M, Campa T, Fagnoni E, Brunelli C, Saibene G, Bareggi C, Ascani L, Cislaghi E. Decreased occurrence of osteonecrosis of the jaw after implementation of dental preventive measures in solid tumour patients with bone metastases treated with bisphosphonates. The experience of the National Cancer Institute of Milan. Ann Oncol. 2009 Jan;20(1):137-45.

174. Montefusco V, Gay F, Spina F, Miceli R, Maniezzo M, Teresa Ambrosini M, Farina L, Piva S, Palumbo A, Boccadoro M, Corradini P. Antibiotic prophylaxis before dental procedures may reduce the incidence of osteonecrosis of the jaw in patients with multiple myeloma treated with bisphosphonates. Leuk Lymphoma. 2008 Nov;49(11):2156-62.

175. Bantis A, Zissimopoulos A, Sountoulides P, Kalaitzis C, Giannakopoulos S, Deftereos S, Tsakaldimis G, Thomaidis V, Touloupidis S. Bisphosphonate-induced osteonecrosis of the jaw in patients with bone metastatic, hormone-sensitive prostate cancer. Risk factors and prevention strategies. Tumori. 2011 Jul-Aug;97(4):479-83.

176. Kunchur R, Goss AN. The oral health status of patients on oral bisphosphonates for osteoporosis. Aust Dent J. 2008 Dec;53(4):354-7; quiz 366.

177. Lodi G, Sardella A, Salis A, Demarosi F, Tarozzi M, Carrassi A. Tooth extraction in patients taking intravenous bisphosphonates: a preventive protocol and case series. J Oral Maxillofac Surg. 2010 Jan;68 (1):107-10.

178. Mozzati M, Gallesio G, Arata V, Pol R, Scoletta M. Platelet-rich therapies in the treatment of intravenous bisphosphonate-related osteonecrosis of the jaw: a report of 32 cases. Oral Oncol. 2012 May;48 (5):469-74.

179. Ferlito S, Puzzo S, Liardo C. Preventive protocol for tooth extractions in patients treated with zoledronate: a case series. J Oral Maxillofac Surg. 2011 Jun;69(6):e1-4.

180. Schubert M, Klatte I, Linek W, Müller B, Döring K, Eckelt U, Hemprich A, Berger U, Hendricks J. The saxon bisphosphonate register - therapy and prevention of bisphosphonate-related osteonecrosis of the jaws. Oral Oncol. 2012 Apr;48(4):349-54.

181. Bonacina R, Mariani U, Villa F, Villa A. Preventive strategies and clinical implications for bisphosphonate-related osteonecrosis of the jaw: a review of 282 patients. J Can Dent Assoc. 2011;77:b147.

182. Khan AA, Morrison A, Hanley DA, Felsenberg D, McCauley LK, O'Ryan F, Reid IR, Ruggiero SL, Taguchi A, Tetradis S, Watts NB, Brandi ML, Peters E, Guise T, Eastell R, Cheung AM, Morin SN, Masri B, Cooper C, Morgan SL, Obermayer-Pietsch B, Langdahl BL, Al Dabagh R, Davison KS, Kendler DL, Sándor GK, Josse RG, Bhandari M, El Rabbany M, Pierroz DD, Sulimani R, Saunders DP, Brown JP, Compston J; International Task Force on Osteonecrosis of the Jaw. Diagnosis and management of osteonecrosis of the jaw: a systematic review and international consensus. J Bone Miner Res. 2015

Jan;30(1):3-23.

183. Japanese Allied Committee on Osteonecrosis of the Jaw; Yoneda T, Hagino H, Sugimoto T, Ohta H, Takahashi S, Soen S, Taguchi A, Nagata T, Urade M, Shibahara T, Toyosawa S. Antiresorptive agent-related osteonecrosis of the jaw: Position Paper 2017 of the Japanese Allied Committee on Osteonecrosis of the Jaw. J Bone Miner Metab. 2017 Jan;35(1):6-19.

184. Aparecida Cariolatto F, Carelli J, de Campos Moreira T, Pietrobon R, Rodrigues C, Bonilauri Ferreira AP. Recommendations for the Prevention of Bisphosphonate-Related Osteonecrosis of the Jaw: A Systematic Review. J Evid Based Dent Pract. 2018 Jun;18(2):142-152.

185. Beth-Tasdogan NH, Mayer B, Hussein H, Zolk O. Interventions for managing medication-related osteonecrosis of the jaw. Cochrane Database Syst Rev. 2017 Oct 6;10(10):CD012432.

186. Mücke T, Deppe H, Hein J, Wolff KD, Mitchell DA, Kesting MR, Retz M, Gschwend JE, Thalgott M. Prevention of bisphosphonate-related osteonecrosis of the jaws in patients with prostate cancer treated with zoledronic acid - A prospective study over 6 years. J Craniomaxillofac Surg. 2016 Oct;44(10):1689-93.

187. Smidt-Hansen T, Folkmar TB, Fode K, Agerbaek M, Donskov F. Combination of zoledronic Acid and targeted therapy is active but may induce osteonecrosis of the jaw in patients with metastatic renal cell carcinoma. J Oral Maxillofac Surg. 2013 Sep;71(9):1532-40.

188. Sivolella S, Lumachi F, Stellini E, Favero L. Denosumab and anti-angiogenetic drug-related osteonecrosis of the jaw: an uncommon but potentially severe disease. Anticancer Res. 2013 May;33(5):1793-7.

189. Patel V, McLeod NM, Rogers SN, Brennan PA. Bisphosphonate osteonecrosis of the jaw--a literature review of UK policies versus international policies on bisphosphonates, risk factors and prevention. Br J Oral Maxillofac Surg. 2011 Jun;49(4):251-7.

190. Hellstein JW, Adler RA, Edwards B, Jacobsen PL, Kalmar JR, Koka S, Migliorati CA, Ristic H; American Dental Association Council on Scientific Affairs Expert Panel on Antiresorptive Agents. Managing the care of patients receiving antiresorptive therapy for prevention and treatment of osteoporosis: executive summary of recommendations from the American Dental Association Council on Scientific Affairs. J Am Dent Assoc. 2011 Nov;142(11):1243-51.

191. Atalay B, Yalcin S, Emes Y, Aktas I, Aybar B, Issever H, Mandel NM, Cetin O, Oncu B. Bisphosphonate-related osteonecrosis: laser-assisted surgical treatment or conventional surgery? Lasers Med Sci. 2011 Nov;26(6):815-23.

192. Guarneri V, Miles D, Robert N, Diéras V, Glaspy J, Smith I, Thomssen C, Biganzoli L, Taran T, Conte P. Bevacizumab and osteonecrosis of the jaw: incidence and association with bisphosphonate therapy in three large prospective trials in advanced breast cancer. Breast Cancer Res Treat. 2010 Jul;122(1):181-8.

193. Edwards BJ, Hellstein JW, Jacobsen PL, Kaltman S, Mariotti A, Migliorati CA; American Dental Association Council on Scientific Affairs Expert Panel on Bisphosphonate-Associated Osteonecrosis of the Jaw. Updated recommendations for managing the care of patients receiving oral bisphosphonate therapy: an advisory statement from the American Dental Association Council on Scientific Affairs. J Am Dent Assoc. 2008 Dec;139(12):1674-7.

194. de-Freitas NR, Lima LB, de-Moura MB, Veloso-Guedes CC, Simamoto-Júnior PC, de-Magalhães D. Bisphosphonate treatment and dental implants: A systematic review. Med Oral Patol Oral Cir Bucal. 2016 Sep 1;21(5):e644-51.

195. Aghaloo TL, Tetradis S. Spontaneous osteonecrosis of the jaws in the maxilla of mice on antiresorptive treatment: a novel ONJ mouse model. Bone. 2014 Nov;68:11-9.

196. Messer JG, Jiron JM, Mendieta Calle JL, Castillo EJ, Israel R, Phillips EG, Yarrow JF, Van Poznak C, Kesavalu L, Kimmel DB, Aguirre JI. Zoledronate treatment duration is linked to bisphosphonate-related osteonecrosis of the jaw prevalence in rice rats with generalized periodontitis. Oral Dis. 2019 May;25(4):1116-35.

197. Hinchy NV, Jayaprakash V, Rossitto RA, Anders PL, Korff KC, Canallatos P, Sullivan MA. Osteonecrosis of the jaw - prevention and treatment strategies for oral health professionals. Oral Oncol. 2013 Sep;49(9):878-886.

198. Khan AA, Morrison A, Kendler DL, Rizzoli R, Hanley DA, Felsenberg D, McCauley LK, O'Ryan F, Reid IR, Ruggiero SL, Taguchi A, Tetradis S, Watts NB, Brandi ML, Peters E, Guise T, Eastell R, Cheung

AM, Morin SN, Masri B, Cooper C, Morgan SL, Obermayer-Pietsch B, Langdahl BL, Dabagh RA, Davison KS, Sándor GK, Josse RG, Bhandari M, El Rabbany M, Pierroz DD, Sulimani R, Saunders DP, Brown JP, Compston J; International Task Force on Osteonecrosis of the Jaw. Case-Based Review of Osteonecrosis of the Jaw (ONJ) and Application of the International Recommendations for Management From the International Task Force on ONJ. J Clin Densitom. 2017 Jan-Mar;20(1):8-24.

199. Ottesen C, Schiodt M, Gotfredsen K. Efficacy of a high-dose antiresorptive drug holiday to reduce the risk of medication-related osteonecrosis of the jaw (MRONJ): A systematic review. Heliyon. 2020 Apr 27;6(4):e03795.

200. Anastasilakis AD, Polyzos SA, Makras P, Aubry-Rozier B, Kaouri S, Lamy O. Clinical Features of 24 Patients With Rebound-Associated Vertebral Fractures After Denosumab Discontinuation: Systematic Review and Additional Cases. J Bone Miner Res. 2017 Jun;32 (6):1291-1296.

201. Cummings SR, Ferrari S, Eastell R, Gilchrist N, Jensen JB, McClung M, Roux C, Törring O, Valter I, Wang AT, Brown JP. Vertebral Fractures After Discontinuation of Denosumab: A Post Hoc Analysis of the Randomized Placebo-Controlled FREEDOM Trial and Its Extension. J Bone Miner Res. 2018 Feb;33(2):190-198.

202. Tsourdi E, Langdahl B, Cohen-Solal M, Aubry-Rozier B, Eriksen EF, Guañabens N, Obermayer-Pietsch B, Ralston SH, Eastell R, Zillikens MC. Discontinuation of Denosumab therapy for osteoporosis: A systematic review and position statement by ECTS. Bone. 2017 Dec;105:11-17.

203. Lorenzo-Pouso AI, Pérez-Sayáns M, González-Palanca S, Chamorro-Petronacci C, Bagán J, García-García A. Biomarkers to predict the onset of biphosphonate-related osteonecrosis of the jaw: A systematic review. Med Oral Patol Oral Cir Bucal. 2019 Jan 1;24(1):e26-e36.

204. Musolino C, Oteri G, Allegra A, Mania M, D'Ascola A, Avenoso A, Innao V, Allegra AG, Campo S. Altered microRNA expression profile in the peripheral lymphoid compartment of multiple myeloma patients with bisphosphonate-induced osteonecrosis of the jaw. Ann Hematol. 2018 Jul;97(7):1259-69.

205. Yang R, Tao Y, Wang C, Shuai Y, Jin L. Circulating microRNA Panel as a Novel Biomarker to Diagnose Bisphosphonate-Related Osteonecrosis of the Jaw. Int J Med Sci. 2018 Nov 22;15(14):1694-1701.

207. Hoff AO, Toth BB, Altundag K, Johnson MM, Warneke CL, Hu M, Nooka A, Sayegh G, Guarneri V, Desrouleaux K, Cui J, Adamus A, Gagel RF, Hortobagyi GN. Frequency and risk factors associated with osteonecrosis of the jaw in cancer patients treated with intravenous bisphosphonates. J Bone Miner Res. 2008 Jun;23(6):826-36.

208. Dimopoulos MA, Kastritis E, Bamia C, Melakopoulos I, Gika D, Roussou M, Migkou M, Eleftherakis-Papaiakovou E, Christoulas D, Terpos E, Bamias A. Reduction of osteonecrosis of the jaw (ONJ) after implementation of preventive measures in patients with multiple myeloma treated with zoledronic acid. Ann Oncol. 2009 Jan;20(1):117-20.

209. Yarom N, Shapiro CL, Peterson DE, Van Poznak CH, Bohlke K, Ruggiero SL, Migliorati CA, Khan A, Morrison A, Anderson H, Murphy BA, Alston-Johnson D, Mendes RA, Beadle BM, Jensen SB, Saunders DP. Medication-Related Osteonecrosis of the Jaw: MASCC/ISOO/ASCO Clinical Practice Guideline. J Clin Oncol. 2019 Sep 1;37 (25):2270-90.

210. Lewiecki EM, Wright NC, Curtis JR, Siris E, Gagel RF, Saag KG, Singer AJ, Steven PM, Adler RA. Hip fracture trends in the United States, 2002 to 2015. Osteoporos Int. 2018 Mar;29(3):717-22.

211. Guzon-Illescas O, Perez Fernandez E, Crespí Villarias N, Quirós Donate FJ, Peña M, Alonso-Blas C, García-Vadillo A, Mazzucchelli R. Mortality after osteoporotic hip fracture: incidence, trends, and associated factors. J Orthop Surg Res. 2019 Jul 4;14(1):203.

212. McCauley LK. Clinical recommendations for prevention of secondary fractures in patients with osteoporosis: Implications for dental care. J Am Dent Assoc. 2020 May;151(5):311-13.

213. Moinzadeh AT, Shemesh H, Neirynck NA, Aubert C, Wesselink PR. Bisphosphonates and their clinical implications in endodontic therapy. Int Endod J. 2013 May;46(5):391-8.

214. Gelazius R, Poskevicius L, Sakavicius D, Grimuta V, Juodzbalys G. Dental Implant Placement in Patients on Bisphosphonate Therapy: a Systematic Review. J Oral Maxillofac Res. 2018 Sep 30;9(3):e2.

215. Holzinger D, Seemann R, Matoni N, Ewers R, Millesi W, Wutzl A. Effect of dental implants on bisphosphonate-related osteonecrosis of the jaws. J Oral Maxillofac Surg. 2014 Oct;72(10):1937.e1-8.

216. Granate-Marques A, Polis-Yanes C, Seminario-Amez M, Jané-Salas E, López-López J. Medication-related osteonecrosis of the jaw associated with implant and regenerative treatments: Systematic review. Med Oral Patol Oral Cir Bucal. 2019 Mar 1;24(2):e195-e203.

217. Stavropoulos A, Bertl K, Pietschmann P, Pandis N, Schiødt M, Klinge B. The effect of antiresorptive drugs on implant therapy: Systematic review and meta-analysis. Clin Oral Implants Res. 2018 Oct;29 Suppl 18:54-92.

218. Ryu JI, Kim HY, Kwon YD. Is implant surgery a risk factor for osteonecrosis of the jaw in older adult patients with osteoporosis? A national cohort propensity score-matched study. Clin Oral Implants Res. 2021 Apr;32(4):437-47.

219. Giovannacci I, Meleti M, Manfredi M, Mortellaro C, Greco Lucchina A, Bonanini M, Vescovi P. Medication-Related Osteonecrosis of the Jaw Around Dental Implants: Implant Surgery-Triggered or Implant Presence-Triggered Osteonecrosis? J Craniofac Surg. 2016 May;27 (3):697-701.

220. Kwon TG, Lee CO, Park JW, Choi SY, Rijal G, Shin HI. Osteonecrosis associated with dental implants in patients undergoing bisphosphonate treatment. Clin Oral Implants Res. 2014 May;25(5):632-40.

221. Pogrel MA, Ruggiero SL. Previously successful dental implants can fail when patients commence anti-resorptive therapy-a case series. Int J Oral Maxillofac Surg. 2018 Feb;47(2):220-2.

222. Walton K, Grogan TR, Eshaghzadeh E, Hadaya D, Elashoff DA, Aghaloo TL, Tetradis S. Medication related osteonecrosis of the jaw in osteoporotic vs oncologic patients-quantifying radiographic appearance and relationship to clinical findings. Dentomaxillofac Radiol. 2019 Jan;48(1):20180128.

223. Coropciuc RG, Grisar K, Aerden T, Schol M, Schoenaers J, Politis C. Medication-related osteonecrosis of the jaw in oncological patients with skeletal metastases: conservative treatment is effective up to stage 2. Br J Oral Maxillofac Surg. 2017 Oct;55(8):787-92.

224. Soundia A, Hadaya D, Mallya SM, Aghaloo TL, Tetradis S. Radiographic predictors of bone exposure in patients with stage 0 medication-related osteonecrosis of the jaws. Oral Surg Oral Med Oral Pathol Oral Radiol. 2018 Dec;126(6):537-544.

225. Varoni EM, Lombardi N, Villa G, Pispero A, Sardella A, Lodi G. Conservative Management of Medication-Related Osteonecrosis of the Jaws (MRONJ): A Retrospective Cohort Study. Antibiotics (Basel). 2021 Feb 17;10(2):195.

226. Ripamonti CI, Cislaghi E, Mariani L, Maniezzo M. Efficacy and safety of medical ozone (O(3)) delivered in oil suspension applications for the treatment of osteonecrosis of the jaw in patients with bone metastases treated with bisphosphonates: Preliminary results of a phase I-II study. Oral Oncol. 2011 Mar;47(3):185-90.

227. Freiberger JJ, Padilla-Burgos R, McGraw T, Suliman HB, Kraft KH, Stolp BW, Moon RE, Piantadosi CA. What is the role of hyperbaric oxygen in the management of bisphosphonate-related osteonecrosis of the jaw: a randomized controlled trial of hyperbaric oxygen as an adjunct to surgery and antibiotics. J Oral Maxillofac Surg. 2012 Jul;70 (7):1573-83.

228. Epstein MS, Wicknick FW, Epstein JB, Berenson JR, Gorsky M. Management of bisphosphonate-associated osteonecrosis: pentoxifylline and tocopherol in addition to antimicrobial therapy. An initial case series. Oral Surg Oral Med Oral Pathol Oral Radiol Endod. 2010 Nov;110(5):593-6.

229. Morishita K, Yamada SI, Kawakita A, Hashidume M, Tachibana A, Takeuchi N, Ohbayashi Y, Kanno T, Yoshiga D, Narai T, Sasaki N, Shinohara H, Uzawa N, Miyake M, Tominaga K, Kodani I, Umeda M, Kurita H. Treatment outcomes of adjunctive teriparatide therapy for medication-related osteonecrosis of the jaw (MRONJ): A multicenter retrospective analysis in Japan. J Orthop Sci. 2020 Nov;25(6):1079-83.

230. Sim IW, Borromeo GL, Tsao C, Hardiman R, Hofman MS, Papatziamos Hjelle C, Siddique M, Cook GJR, Seymour JF, Ebeling PR. Teriparatide Promotes Bone Healing in Medication-Related Osteonecrosis of the Jaw: A Placebo-Controlled, Randomized Trial. J Clin Oncol. 2020 Sep 10;38(26):2971-80.

231. Carlson ER, Basile JD. The role of surgical resection in the management of bisphosphonate-related osteonecrosis of the jaws. J Oral

Maxillofac Surg. 2009 May;67(5 Suppl):85-95.

232. Abu-Id MH, Warnke PH, Gottschalk J, Springer I, Wiltfang J, Acil Y, Russo PA, Kreusch T. "Bis-phossy jaws" - high and low risk factors for bisphosphonate-induced osteonecrosis of the jaw. J Craniomaxillofac Surg. 2008 Mar;36(2):95-103.

233. Wutzl A, Biedermann E, Wanschitz F, Seemann R, Klug C, Baumann A, Watzinger F, Schicho K, Ewers R, Millesi G. Treatment results of bisphosphonate-related osteonecrosis of the jaws. Head Neck. 2008 Sep;30(9):1224-30.

234. Stanton DC, Balasanian E. Outcome of surgical management of bisphosphonate-related osteonecrosis of the jaws: review of 33 surgical cases. J Oral Maxillofac Surg. 2009 May;67(5):943-50.

235. Wilde F, Heufelder M, Winter K, Hendricks J, Frerich B, Schramm A, Hemprich A. The role of surgical therapy in the management of intravenous bisphosphonates-related osteonecrosis of the jaw. Oral Surg Oral Med Oral Pathol Oral Radiol Endod. 2011 Feb;111(2):153-63.

236. Adornato MC, Morcos I, Rozanski J. The treatment of bisphosphonate-associated osteonecrosis of the jaws with bone resection and autologous platelet-derived growth factors. J Am Dent Assoc. 2007 Jul;138(7):971-7.

237. Williamson RA. Surgical management of bisphosphonate induced osteonecrosis of the jaws. Int J Oral Maxillofac Surg. 2010 Mar;39 (3):251-5.

238. Carlson ER. Management of antiresorptive osteonecrosis of the jaws with primary surgical resection. J Oral Maxillofac Surg. 2014 Apr;72 (4):655-7.

239. Watters AL, Hansen HJ, Williams T, Chou JF, Riedel E, Halpern J, Tunick S, Bohle G, Huryn JM, Estilo CL. Intravenous bisphosphonate-related osteonecrosis of the jaw: long-term follow-up of 109 patients. Oral Surg Oral Med Oral Pathol Oral Radiol. 2013 Feb;115 (2):192-200.

240. Ristow O, Rückschloß T, Müller M, Berger M, Kargus S, Pautke C, Engel M, Hoffmann J, Freudlsperger C. Is the conservative non-surgical management of medication-related osteonecrosis of the jaw an appropriate treatment option for early stages? A long-term single-center cohort study. J Craniomaxillofac Surg. 2019 Mar;47(3):491-99.

241. Carlson ER, Schlott BJ. Anti-resorptive osteonecrosis of the jaws: facts forgotten, questions answered, lessons learned. Oral Maxillofac Surg Clin North Am. 2014 May;26(2):171-91.

242. Klingelhöffer C, Zeman F, Meier J, Reichert TE, Ettl T. Evaluation of surgical outcome and influencing risk factors in patients with medication-related osteonecrosis of the jaws. J Craniomaxillofac Surg. 2016 Oct;44(10):1694-9.

243. Nisi M, La Ferla F, Karapetsa D, Gennai S, Ramaglia L, Graziani F, Gabriele M. Conservative surgical management of patients with bisphosphonate-related osteonecrosis of the jaws: a series of 120 patients. Br J Oral Maxillofac Surg. 2016 Oct;54(8):930-5.

244. Park H, Copeland C, Henry S, Barbul A. Complex wounds and their management. Surg Clin North Am. 2010 Dec;90(6):1181-94.

245. Giudice A, Barone S, Diodati F, Antonelli A, Nocini R, Cristofaro MG. Can Surgical Management Improve Resolution of Medication-Related Osteonecrosis of the Jaw at Early Stages? A Prospective Cohort Study. J Oral Maxillofac Surg. 2020 Nov;78(11):1986-99.

246. Rachner TD, Coleman R, Hadji P, Hofbauer LC. Individualized Bone-Protective Management in Long-Term Cancer Survivors With Bone Metastases. J Bone Miner Res. 2021 Oct;36(10):1906-13.

247. Gnant M, Mlineritsch B, Stoeger H, Luschin-Ebengreuth G, Knauer M, Moik M, Jakesz R, Seifert M, Taucher S, Bjelic-Radisic V, Balic M, Eidtmann H, Eiermann W, Steger G, Kwasny W, Dubsky P, Selim U, Fitzal F, Hochreiner G, Wette V, Sevelda P, Ploner F, Bartsch R, Fesl C, Greil R; Austrian Breast and Colorectal Cancer Study Group, Vienna, Austria. Zoledronic acid combined with adjuvant endocrine therapy of tamoxifen versus anastrozol plus ovarian function suppression in premenopausal early breast cancer: final analysis of the Austrian Breast and Colorectal Cancer Study Group Trial 12. Ann Oncol. 2015 Feb;26(2):313-20.

248. Yang YL, Xiang ZJ, Yang JH, Wang WJ, Xiang RL. The incidence and relative risk of adverse events in patients treated with bisphosphonate therapy for breast cancer: a systematic review and meta-analysis. Ther Adv Med Oncol. 2019 Jun 9;11:1758835919855235.

CHAPTER 3

MRONJ に
関する論点

岸本裕充
兵庫医科大学医学部歯科口腔外科学講座

薬剤関連顎骨壊死

3-1 日本版ポジションペーパー2023　改訂のポイント10

point 1　MRONJに改称

・日本版ポジションペーパー(以下，日本版PP)2010では「BRONJ」(ビスホスホネート関連顎骨壊死)，日本版PP 2016では「ARONJ」(骨吸収抑制薬関連顎骨壊死)であった[1]．主要な原因薬剤はARA(骨吸収抑制薬)のままであるが，さまざまな「薬剤に関連する顎骨疾患」という位置づけで，日本版PP 2023では「MRONJ」(薬剤関連顎骨壊死)が採用された．

・以前は，薬剤の分け方が，投与経路が「注射か経口か」，またその投与理由が「悪性腫瘍か骨粗鬆症か」であったが，日本版PP 2023では年間あたりのARAの投与量が「**高用量か低用量か**」へ変更された．これは，悪性腫瘍でも，乳がんや前立腺がんなどのホルモン依存性がんに対するホルモン除去治療によるがん治療関連骨減少症(**CTIBL**：cancer treatment induced bone loss)が注目されており，これには低用量で投与されるためである．したがって「悪性腫瘍＝高用量」とは限らない．

・ARAには注射薬と経口薬とがあり，以前は「がんの骨病変には注射薬，骨粗鬆症には経口薬」と分かれていたので，注射薬のほうがMRONJ発症リスクは高い(＝怖い薬)という印象があるだろう．しかし，これは必ずしも正しくはなく，骨粗鬆症に対する注射薬も多く出てきた．たとえば，骨粗鬆症治療に使用するビスホスホネート(以下，BP)注射薬のゾレドロン酸を年1回点滴静注と，BP経口薬の(アレンドロン酸)とでMRONJの発症頻度を比較すると，別々の研究ではあるが，それぞれ0.02%[2]，0.05%[3]と，必ずしも注射薬が高いわけではない．

・そこで日本版PP 2023では，「注射・経口」という投与経路で分類するのではなく，年間当たりの投与量で高用量と低用量に分類している．ゾレドロン酸を点滴静注投与する場合，がんの骨転移には「4mgを3〜4週間ごと」と高用量で，骨粗鬆症には「5mgを年1回」と低用量である．デノスマブ(以下，Dmab)は皮下注で，がんの骨転移には「120mgを4週間ごと」と高用量，骨粗鬆症には「60mgを6か月ごと」と低用量である．

point 2　定義・診断基準はマイナーチェンジ(**表1**)[2]

・病変を確認して8週以内でも，経過や画像所見から明らかに治癒傾向のない骨壊死がみられる場合はMRONJと診断できる．なお，治療成績が向上したため，診断できれば早期に治療も開始できる．

・除外基準に「原発性がんでない」が加わった．ARA使用中の患者の歯周病やインプラント周囲炎では，悪性腫瘍との鑑別が重要である(**図1**)．

point 3　ステージ0は取り扱いを変更 (**表2**)[1,4]

・ステージ0は，MRONJの「分類」としては残すが，

表1　MRONJの定義・診断基準(日本版PP 2023)．以下3項目を満たした場合にMRONJと診断する．＊参考文献4より引用・改変

① BPやDmabによる治療歴がある．
②8週間※以上持続して，口腔・顎・顔面領域に骨露出を認める．または口腔内あるいは口腔外から骨を触知できる瘻孔を8週間以上認める．
③原則として，顎骨への放射線照射歴がない．また顎骨病変が原発性がんや顎骨へのがん転移でない．

※8週間：抜歯窩治癒不全などを想定(明らかな壊死は8週間待つ必要なく治療開始可)．詳細は日本版PP 2023の「Ⅱ.MRONJの診断」を参照のこと．

CHAPTER 3 MRONJに関する論点

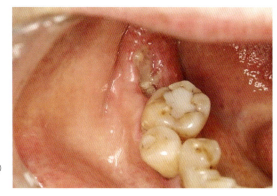

図1 抜歯後の骨露出をともなう下顎歯肉がん．ARA使用中の患者の骨露出の持続をMRONJと誤診しないよう注意する．

表2a, b 日本版PP 2016（**a**）と日本版PP 2023（**b**）のステージ分類と臨床症状の比較．＊参考文献1，4より引用・改変

日本版PP 2016 ステージ分類		臨床症状および画像所見
ステージ0*	臨床症状	骨露出/骨壊死なし，深い歯周ポケット，歯の動揺，口腔粘膜潰瘍，腫脹，膿瘍形成，開口障害，下唇の感覚鈍麻または麻痺（Vincent症状），歯原性では説明できない痛み．
	画像所見	歯槽骨硬化，歯槽硬線の肥厚と硬化，抜歯窩の残存．
ステージ1	臨床症状	無症状で感染をともなわない骨露出や骨壊死，またはプローブで骨を触知できる瘻孔を認める．
	画像所見	歯槽骨硬化，歯槽硬線の肥厚と硬化，抜歯窩の残存．
ステージ2	臨床症状	感染をともなう骨露出，骨壊死やプローブで骨を触知できる瘻孔を認める．骨露出部に疼痛，発赤をともない，排膿がある場合と，ない場合とがある．
	画像所見	歯槽骨から顎骨に及ぶびまん性骨硬化/骨融解の混合像，下顎管の肥厚，骨膜反応，上顎洞炎，腐骨形成．
ステージ3	臨床症状	疼痛，感染または1つ以上の下記の症状をともなう骨露出，骨壊死，またはプローブで触知できる瘻孔．歯槽骨を超えた骨露出，骨壊死（たとえば，下顎では下顎下縁や下顎枝にいたる．上顎では上顎洞，頬骨にいたる）．その結果，病的骨折や口腔外瘻孔，鼻・上顎洞口腔瘻孔形成や下顎下縁や上顎洞までの進展性骨融解．
	画像所見	周囲骨（頬骨，口蓋骨）への骨硬化/骨融解進展，下顎骨の病的骨折，上顎洞底への骨融解進展．

＊：ステージ0のうち半分はONJに進展しないとの報告があり，過剰診断とならないよう留意する．

日本版PP 2023 ステージ分類	臨床症状および画像所見
ステージ1	■無症状で感染をともなわない骨露出/骨壊死またはプローブで骨を触知できる瘻孔を認める． ・下顎隆起や顎舌骨筋線後方の骨露出（根尖病変や埋伏歯による感染由来を否定） ・義歯性潰瘍由来 ・歯性感染が（ほぼ）まったくない歯の自然脱落 ・抜歯後ドライソケット様で排膿なし
ステージ2	■感染/炎症をともなう骨露出/骨壊死や，プローブで骨を触知できる瘻孔を認める．発赤，疼痛をともない，排膿がある場合と，ない場合とがある．
ステージ3	■下記の症状をともなう骨露出/骨壊死，またはプローブで骨を触知できる瘻孔． ・歯槽骨を超えた骨露出/骨壊死．たとえば下顎では下顎下縁や下顎枝にいたる． ・上顎では上顎洞，頬骨にいたる．その結果，病的骨折や口腔外瘻孔，鼻・上顎洞口腔瘻孔形成や下顎下縁や上顎洞までの骨融解が進展．

表3 日本口腔外科学会疾患調査における顎骨炎での受診症例の年次推移. ＊参考文献5より引用・改変

	2016	2017	2018	2019	2020	2021	2022	2023
MRONJ	4,990	4,950	5,960	6,909	6,283	7,077	7,395	9,093
その他の顎骨炎	16,535	16,903	16,559	20,196	17,062	16,378	15,623	17,142

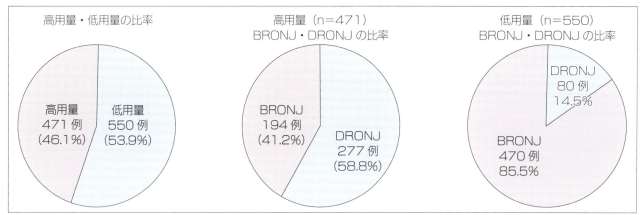

図2 MRONJにおける高用量と低用量の比率（2018年〜2020年における兵庫県でのMRONJ調査）. ＊参考文献6をもとに作図

診断基準（骨露出・瘻孔）を満たさないことから，MRONJの診断・統計から外された．

・ステージ0の症状を定義するのは容易ではないが，Vincent症状は非常に重要な症状である．

・ステージ別の画像所見が削除された（歯槽硬線の肥厚は「予兆所見」ではなく，BPの効果との報告がある〔**図9a**参照〕）．

・予兆所見とされた抜歯窩の残存，歯槽硬線の肥厚，骨硬化像は，必ずしもMRONJとは限らない．

point 4　わが国ではMRONJ患者は増加

・日本の年間の新規発症について，2023年には約9,000例となった（**表3**）[5]．

・患者数は低用量が高用量を上回る結果となった（**図2**）．

point 5　リスク因子として抜歯よりも感染の持続を重視（**表4**）

・抜歯によって，潜在するMRONJが「顕在化」するという視点が盛りこまれた（**CHAPTER 4 図1**参照）．

・インプラントの埋入手術よりも，インプラント周囲炎がMRONJのリスクとして重要（**図3**）．

・根尖病変や歯周病，インプラント周囲炎の持続がMRONJ発症のリスクとなるため，感染を除去することが望ましい．

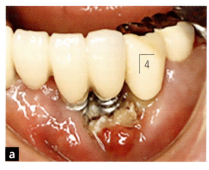 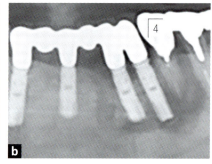

図3a, b インプラント周囲に生じたMRONJ．インプラント頸部と歯槽骨が露出している（**a**）．インプラント周囲の骨融解は|4にも及んでいる（**b**）．

CHAPTER 3　MRONJ に 関する論点

表4a, b　日本版 PP 2016（**a**）と日本版 PP 2023（**b**）の ARONJ および MRONJ リスク因子の比較．日本版 PP 2023は手術侵襲よりも感染を重視したものとなっている．＊参考文献1，4より引用・改変

日本版PP 2016	
局所性	・骨への侵襲的歯科治療（抜歯，インプラント埋入，根尖，あるいは歯周外科手術など） ・不適合義歯，過大な咬合力 ・口腔衛生状態の不良，歯周病，歯肉膿瘍．根尖性歯周炎などの炎症性疾患 ・好発部位：下顎＞上顎，下顎隆起，口蓋隆起，顎舌骨筋線の隆起 ・根管治療，矯正治療はリスク因子とはされていない
骨吸収抑制薬	・窒素含有 BP ＞窒素非含有 BP 　窒素含有 BP：ゾレドロン酸（ゾメタ®），アレンドロネート（テイロック®，フォサマック®，ボナロン®），リセドロネート（アクトネル®，ベネット®），パミドロネート（アレディア®），インカドロネート（ビスフォナール®），ミノドロン酸（ボノテオ®，リカルボン®），イバンドロネート（ボンビバ®） 　窒素非含有 BP：エチドロネート（ダイドロネル®） ・Dmab（ランマーク®，悪性腫瘍）（プラリア®，骨粗鬆症） ・悪性腫瘍用製剤＞骨粗鬆症用製剤 　悪性腫瘍用製剤：（ゾメタ®，アレディア®，テイロック®，ランマーク®） 　骨粗鬆症用製剤：（ダイドロネル®，フォサマック®，ボナロン®，アクトネル®，ベネット®，ボノテオ®，リカルボン®，ボンビバ®，プラリア®） ・投与量および投与期間
全身性	・がん（乳がん，前立腺がん，肺がん，腎がん，大腸がん，多発性骨髄腫，その他のがん） ・糖尿病，関節リウマチ，低 Ca 血症，副甲状腺機能低下症，骨軟化症，ビタミン D 欠乏，腎透析，貧血，骨パジェット病
先天性	・MMP-2遺伝子，チトクローム P450-2C 遺伝子などの SNP
ライフスタイル	・喫煙，飲酒，肥満
併用薬	・抗がん薬，副腎皮質ステロイド，エリスロポエチン ・血管新生阻害剤（サリドマイド®，スニチニブ®，ベバシズマブ®，レナリドミド®など） ・チロシンキナーゼ阻害剤

注1：カッコ内は商品名，後発品については個別に確認のこと．　注2：いずれの因子もエビデンスに基づいて確定されたものではないことに留意．

日本版PP 2023	
薬剤関連因子	・BP および Dmab（投与量；高用量＞低用量，累積投与量） ・抗スクレロスチン抗体製剤 ロモソズマブ ・抗悪性腫瘍薬：殺細胞性抗悪性腫瘍薬，血管新生阻害薬，チロシンキナーゼ阻害薬，mTOR 阻害薬 ・グルココルチコイド ・免疫抑制薬：メトトレキサート，mTOR 阻害薬
局所因子	・歯周病，根尖病変，顎骨骨髄炎，インプラント周囲炎などの顎骨内に発症する感染性疾患 ・侵襲的歯科治療（抜歯など） ・口腔衛生状態の不良 ・不適合義歯，過大な咬合力 ・好発部位：下顎（47〜73%），上顎（20〜22.5%），上下顎（4.5〜5.5%） 　その他下顎隆起，口蓋隆起，顎舌骨筋線の隆起の存在
全身因子	・糖尿病 ・自己免疫疾患（全身性エリテマトーデス，関節リウマチ，シェーグレン症候群） ・人工透析中の患者 ・骨系統疾患（骨軟化症，ビタミン D 欠乏，骨パジェット病） ・貧血（Hb＜10g/dL） ・生活習慣：喫煙，飲酒，肥満
遺伝的要因	・*VEGF* 遺伝子，*RBMS3*遺伝子，*SIRT1*遺伝子の SNPs

point 6　抜歯時の予防的休薬は原則として不要

・以前から高用量では抜歯時の予防的休薬は推奨されていなかった.

・低用量ではエビデンスは乏しいものの,短期間の休薬でMRONJの発症が減少することが期待されていたが,**予防的休薬の有効性(MRONJ発症の減少)を示すエビデンスはない**[7](**表5**).

・待機中に歯性感染症の悪化や,顎骨骨髄炎から顎骨壊死への進展を懸念(休薬には「歯科的デメリット」もある).

・ハイリスク症例でのごく短期間の休薬を完全に否定するものではない.＊P53, 54のECTSの休薬の考え方(後述**図14**)を参照.

point 7　治療における外科的治療の優先度が高まった

・MRONJは難治性で,「手術すると悪化する」と考えられていたため,日本版PP2016までは症状緩和が目標であったが,外科的治療で「治癒」を目指せるようになってきた.

・保存的治療と外科的治療のいずれも適応されるが,外科的治療のほうが治癒率は高く,**全身状態が許せば外科的治療(壊死骨＋周囲骨切除など)を優先する**.

・**治療的休薬については結論が出ていない**が一考の価値はある.

・個人的見解であるが,外科的治療単独にする必要はなく,保存的治療(抗菌薬の全身投与やHBO〔Hyperbaric oxygen therapy,高気圧酸素療法〕)と適切に組み合わせることによって,治癒率の向上や,顎切除を避けることができる可能性を期待できる.

・潜在しているMRONJを抜歯によって顕在化できれば早期に治療を開始できる,というのも重要な視点であろう.

point 8　処方医に歯性感染症・口腔の疾患の理解を促すとともに歯科への紹介を促す

以下を処方医に伝え,理解を促す.

・う蝕と歯周病は別の疾患で,なかでも根尖病変のリスクが高い(エックス線画像での評価が必須).

・痛みがないなどの患者の自覚症状はアテにならない.

・投与開始前だけでなく,継続的な管理が必要である.

・無歯顎(総義歯)でも,残根や埋伏歯の存在,義歯による褥瘡性潰瘍はMRONJのリスクとなる.

point 9　高齢者の脆弱性骨折に関する理解を深める

・若者がスポーツなどで骨折した場合,治療によって多くは元通り治癒するため,骨折は「直接生命に関わることはない」と考える人が多い.しかしながら,骨粗鬆症による高齢者の「脆弱性骨折」である脊椎椎体や大腿骨近位部の骨折は生命予後を悪化させることが明らかとなっている.

①骨卒中(bone attack)

脆弱性骨折の予防は非常に重要であるが,その重要性が十分に理解されないため,"brain attack"(脳卒中)や"heart attack"(心臓発作)を模して,骨粗鬆症による脆弱性骨折を"bone attack"(骨卒中)と呼称することが提唱された(**図4**).脳卒中や心臓発作のような致死的な疾患の予防に抗血栓薬(アスピリン,ワルファリンなど)を使用するのと同様に,骨卒中の予防にARAは有効であり,生命予後の改善も証明されている.「長生きのクスリ」の使用を妨げることができるだろうか.

②いつの間にか骨折

骨粗鬆症で脆弱化した脊椎椎体が,「少し重いものを持った」「尻もちをついた」というような軽微な外力で押しつぶされるように変形して,骨折が生じる(いわゆる圧迫骨折).なかには,くしゃみなどでも起きる可能性もあるとされており,無症状であることも珍しくなく,「いつの間にか骨折」とも言われる.背中の曲がり(円背)や身長の低下(3cm以上)では,椎体の脆弱性骨折を生じている可能性が高い.

表5 ARA休薬に関する賛否. ＊参考文献8より引用・改変

休薬を否定する意見	・休薬でMRONJの発症リスクを低減できるエビデンスがない． ・BP低用量投与では，非休薬下でもBRONJの発症は稀． ・骨に長期間残留するBPの物理化学的性質から，短期間のBP休薬がBRONJ発生予防に効果を示すか疑問． ・ARAの休薬により，骨粗鬆症患者での症状悪化，骨密度低下，および骨折の発生が増加する（とくに**Dmabでは椎体多発骨折のリスク**が強調されている．後述**図15，図17**を参照）． ・休薬による待機中に骨髄炎に至るなど炎症が進行する（骨髄炎が壊死に至る可能性も）． ・短期休薬を契機に患者がBPの再開を拒否する．
休薬をすべきとの意見	・BPの骨代謝以外の作用（血管新生阻害など）の減弱を期待できる． ・大腿骨の非定型骨折を生じるようにBPの長期使用のリスクがある． ・BPの短期間の休薬では骨折が急増するわけではない． ・患者が強く希望する場合（患者の心情に寄り添う？）．

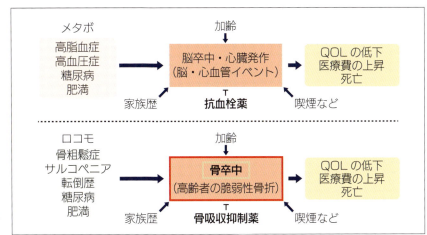

図4 骨卒中（bone attack）を予防するための骨吸収抑制薬は，脳卒中・心臓発作を予防するための抗血栓薬と同様に位置づけられる．＊参考文献9より引用・改変

③脊椎椎体骨折

脊椎椎体骨折では，痛みが続くと行動範囲が狭まるが，脆弱性骨折を生じていても無症状であることも珍しくないことから軽視されがちである．しかしながら，円背になると，①脊椎にかかる負荷のバランスが崩れ，他の骨折を誘発しやすくなる，②消化管症状（逆流性食道炎，腹部膨満感，便秘など），③心肺系への負担（息切れなど），などの悪影響を生じ得る．

④大腿骨近位部骨折

大腿骨近位部骨折では手術で治療できたとしても，手術にともなう安静による筋力の低下などから，元通りには戻りにくく，また反対側に脆弱性骨折を生じるリスクも高く，要介護状態になり，生命予後も悪化することが想像しやすいであろう．

⑤ドミノ骨折（骨折の連鎖），見張り番骨折

いったん脆弱性骨折を生じると，別の部位にも次々と骨折を生じる．「骨折の連鎖」の観点からは，椎体骨折は70歳以上でリスクが高まる大腿骨近位部骨折の「見張り番骨折」とみなすことができ，最初の椎体骨折を予防する，もしくは椎体骨折を発見すれば治療介入することが重要である．

point 10　薬剤師による情報提供

・医師と歯科医師の間のニュートラルな立場からのアドバイスをする（**図5，6**）．

・ARA注射薬および関連する薬剤に関連する情報を提供する（例：**デノタス**[*1]を処方されていればDmabの注射あり．ただし，Dmabが処方されていてもデノタス以外が処方されていることもあるので注意）．

・骨粗鬆症治療開始時は全例をスクリーニングの対象とする．

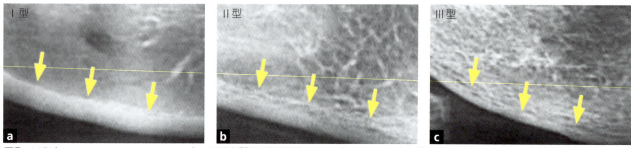

図5 MCI(mandibular cortex index)：下顎皮質骨形態指標)によるパノラマエックス線写真の診断．I型は両側皮質骨内面表面はスムースである(**a**)．II型は皮質骨内面は不規則となり，内側近傍の皮質骨内部に線状の吸収が見られる(**b**)．III型は皮質骨全体にわたり，高度な線状の吸収と皮質骨の断裂が見られる(**c**)．＊参考文献10より引用・改変

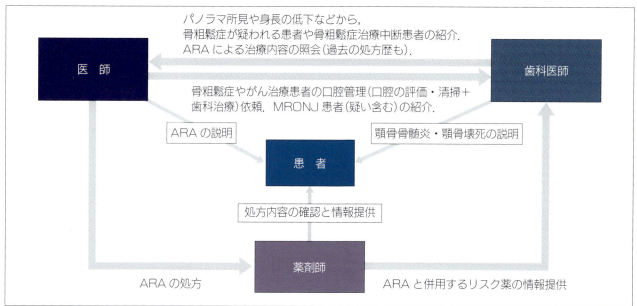

図6 MRONJを予防するための医歯薬連携．＊参考文献4より引用・改変

・糖尿病と歯周病の関連など，全身疾患の管理における口腔管理の重要性を患者に説明する．

・令和6年度の診療報酬改定において，診療情報連携共有料(情共)は「保険薬局が有する服用薬の情報」を保険薬局に文書の提供を求めることでも算定できるようになった．患者が複数の医療機関を受診している場合でも保険薬局が固定されていれば，有効な情報源となる．骨粗鬆症以外の基礎疾患の有無や治療薬などの情報を得ることも非常に重要である．

＊1 **デノタス**

製品名の由来は"Dmabに足す"．効能・効果は，RANK-L阻害剤(Dmab〔遺伝子組換え〕など)投与にともなう**低カルシウム血症**を治療および予防する．

CHAPTER 3　MRONJ に関する論点

3-2 未解決事項

抜歯創の処理──完全閉創のメリット・デメリット

骨吸収抑制薬を使用中の患者に対しては，抜歯をはじめとした骨への侵襲的歯科治療を「できるかぎり避ける」という対応が一般的であった．「局所感染」の制御のために抜歯が必要となるケースは非常に多く，日本版 PP 2016には，抜歯を避けられない場合，「**術前から抗菌薬を投与**し，侵襲の程度，範囲を可及的に最小に抑え，処置後に残存する骨の鋭端は平滑にし，術創は骨膜を含む口腔粘膜で閉鎖する」という対応例が紹介されていた（**術前からの抗菌薬の投与方法は重要である．CHAPTER 4 4-1**参照）．

抜歯窩を開放創とするか，閉鎖創とするかは，MRONJ の問題とは関係なく，感染・治癒の面から古くから議論がある．抜歯による「骨の露出」が MRONJ の原因という観点から，閉鎖創が推奨される一因と推察される．しかしながら，完全な閉鎖創とするには，歯槽骨のトリミングも含めて開放創よりも侵襲が大きくなる，というマイナス面もある．

一方，抜歯自体の侵襲ではなく，抜歯の原因となった局所感染のほうが MRONJ 発症の原因であるなら，開放創で管理するのも一案である．完全閉鎖創では粘膜下に壊死が残存していても，粘膜が閉鎖しているため，それを確認できず，数か月を経て MRONJ が顕在化してくる場合がある．開放創では抜歯窩の上皮化を直視でき，一部上皮化が不良な部分のみ再掻爬という対応もできる．

筆者の施設では，**血餅の保持をよくするために創縁を寄せる程度の縫合をすることはあるが，原則として開放創**としており，とくに問題を認めていない[11]．

骨壊死先行型はあるか？

MRONJ の発症機序は未だ完全には明らかになっていないが，きわめて少数の例外としての側頭骨（外耳道

壊死）を除いて，顎骨に限定して発症していることから，「顎骨の特殊性」（**表6**）[1]が関連していると考えられる．このうち，顎骨に歯が植立していることによって，歯性感染症が波及することで生じる**顎骨骨髄炎の終末像として**（感染先行型）の MRONJ は理解しやすいであろう．

一方，顎骨を被覆する粘膜が薄いことから，粘膜に生じた潰瘍から骨が露出する，あるいは，骨面からの血流が乏しくなって脆弱化した粘膜に欠損が生じて骨が露出する，というケースもあり，（非感染性の）「**骨壊死先行型**」というべき病態もある．

①骨髄炎終末としての MRONJ（感染先行型）

「感染先行型」では，歯周組織（根尖性あるいは辺縁性）から顎骨骨髄炎に進展し，この過程で骨代謝に関連する薬剤が病態を修飾することによって顎骨が壊死に至り，骨露出のような特徴的な症状を呈すると考えられる．骨髄炎の終末像として腐骨を形成するが，壊死に至る手前においては「可逆性」であり，感染源に対する歯科治療や

表6　顎骨の特殊性．＊参考文献1より引用・改変

> MRONJ が顎骨にのみ発生する理由として，顎骨には長管骨や頭蓋骨など，他の骨には見られない解剖学的および細菌学的特徴がある．
>
> ①顎骨には上皮を貫通して歯が植立しているため，口腔内の感染源は上皮と歯の間隙，あるいは根管を経由して顎骨に直接到達する．
> ②顎骨を被覆する口腔粘膜は薄いため，咀嚼などの日常活動により傷害を受けやすく，粘膜傷害による感染はその直下の顎骨に容易に波及する．
> ③口腔内には感染源として，プラーク中に800種類以上，10^{11}～10^{12}個/cm^3の常在細菌が存在する．
> ④う蝕，歯髄炎，根尖病変，歯周病を介して顎骨に炎症が波及しやすい．
> ⑤抜歯などの侵襲的歯科治療により，顎骨は直接口腔内に露出し，感染を受けやすい．
>
> このように顎骨は身体の他の部位の骨と比べるときわめて感染しやすい環境下にあり，その環境が MRONJ 発生に深く関与していると考えられる．

抗菌薬の投与，HBO（P46参照）などによって治癒することもある．つまり，**壊死に至る手前であれば，MRONJの発症を予防できる可能性**がある．

②骨壊死先行型

初期には感染をともなわない「骨壊死先行型」では，上記のように粘膜の非薄な部分（下顎隆起など）に生じるほか，下顎の骨体部や下縁など深部に生じると，症状が現れにくいこともある．症状が出現する前の診断は容易ではなく，**歯科的アプローチによる発症予防が困難**である．

う蝕や亀裂・破折のない歯が歯髄炎症状を呈し，後に根尖部にMRONJを生じる場合がある．これは骨壊死が先行し，上行性歯髄炎を生じたものと推測される．

3-3 MRONJの画像診断の例

口内法およびパノラマエックス線画像

口内法は，歯根膜腔や歯槽硬線の評価に有効である．

パノラマエックス線画像でも，「**歯槽骨硬化**」「**歯槽硬線の肥厚**（と硬化）」「**抜歯窩の残存**」が認められる（**図7, 8**）．「歯槽骨から顎骨に及ぶ**びまん性骨硬化/骨融解の混合像**」「**下顎管の肥厚**」「**下顎下縁の骨膜反応**」「**上顎洞炎**」「**腐骨形成**」，さらに進展した「**下顎骨の病的骨折**」「**上顎洞底への骨融解進展**」などを確認できる（**図9〜11**）．

瘻孔形成を認める場合などの感染源の評価には，解像度の高い口内法（エックス線写真）や，歯科用CTが有用である．

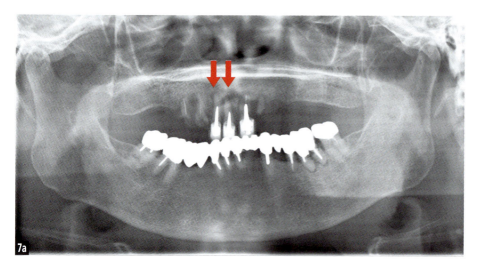
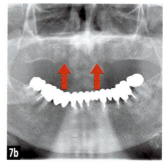
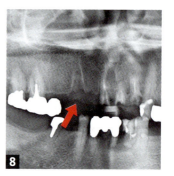

図7a, b　歯槽骨硬化（**a**，矢印）と抜歯窩の残存（**b**，矢印）の例．
図8　抜歯窩の残存（矢印）の例．＊参考文献12より引用

CHAPTER 3　MRONJ に関する論点

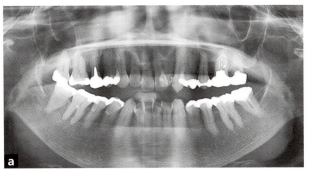
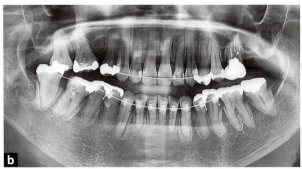

図9a, b　BP 使用患者の矯正治療前のパノラマエックス線写真（a）．歯槽硬線の肥厚が確認された（b）．

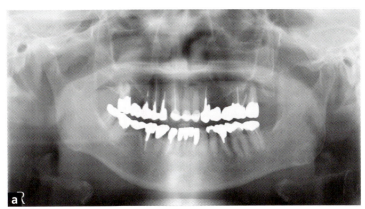
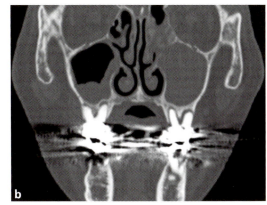

図10a, b　根尖性歯周炎および上顎洞炎の例（6|6）．＊参考文献12より引用．

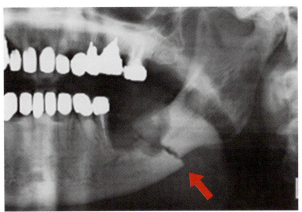

図11　病的骨折の例．＊参考文献12より引用．

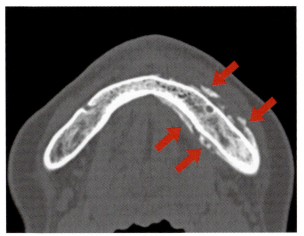

図12　骨膜反応の例．＊参考文献12より引用．

CT（歯科用・医科用）

　CT は，顎骨の皮質骨や海綿骨の初期変化を捉えることができ，「**腐骨の形成**」「（三次元的な）**分離状況**」「**骨膜反**応」「顎骨に隣接する頬骨，口蓋骨への骨硬化／骨融解進展」の評価に有用である（**図12**）．

MRI

MRIは，骨髄変化を評価できる面で有用である（**図13**）．以下，日本版PP 2023から引用する[1]．
- 下顎骨骨髄炎の典型的な臨床症状であるVincent症状を呈する場合でも骨変化が乏しく，単純エックス線画像やCTでの診断が困難な場合がある．しかしながら，MRIでは「存在診断」が可能である．
- 骨髄の炎症評価には脂肪抑制像であるSTIRによる観察がすぐれている．
- 骨髄に炎症性変化がみられる場合，「T1強調像で低信号，T2強調像およびSTIRで高信号」を示す．
- 骨壊死が存在する場合には，「T1強調像，T2強調像で低信号」を示す．
- MRIでは，骨露出のない場合や壊死に至る前の場合に，顎骨骨髄炎の段階での評価が可能．
- ステージ2，3では著明な骨硬化や腐骨形成もあるため，無信号域を含む低〜高信号と多彩で不均一な信号となる．

核医学検査

骨SPECT/CTは，骨髄炎の客観的評価に有用である．※保険給付外であるが，^{18}F-FDG-PET/CTも有用で，悪性腫瘍患者で再発・転移などの診断のために撮像している場合には，積極的に評価に用いる．

画像でBRONJとDRONJとの鑑別は可能か？

画像上，BRONJとDRONJとの間に明らかな違いはないとの見解がある一方で，BRONJでは腐骨，皮質骨融解，骨硬化を生じる頻度の増加，DRONJでは骨膜反応の頻度の増加，下顎管肥厚の増強，が認められるとの報告もある．

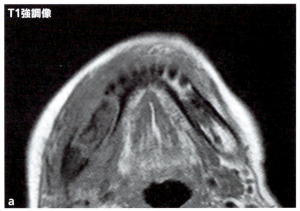
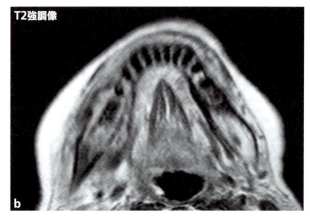
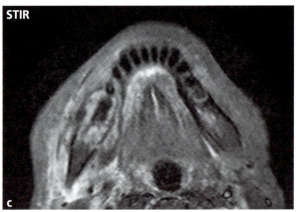
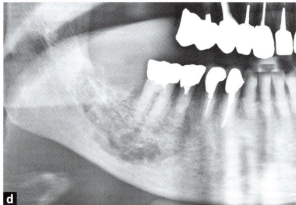

図13a〜d Dmabを使用中の骨粗鬆症患者のMRI（**a〜c**）．急性炎症あり．右側下顎骨T1強調像で低信号，T2強調像およびSTIRで高信号．周囲組織もSTIR高信号（**c**）．パノラマエックス線画像で腐骨分離像を認める（**d**）．

CHAPTER 3 MRONJ に関する論点

3-4 休薬，薬剤の変更は必要？ 不要？ 予防的休薬の是非—— AAOMS PP 2014，2022／日本版 PP 2016，2023の比較・変遷と議論

休薬，薬剤の変更は必要か？ 不要か？

日本版 PP 2016での予防的休薬の是非などについての論点と見解を**表6**にまとめた[1]．①については，「システマティックレビューで ARA 投与中の患者において，抜歯の際に ARA を休薬することが有効かどうか，高いエビデンスの確実性をもって決めることはできなかった」とされた．

AAOMS PP 2014，2022の考え方

BP には「骨リモデリングの抑制」「過度の破骨細胞活性の抑制」のような骨への作用だけでなく，MRONJ の発症に関連して「口腔細菌の易感染性増加」「口腔上皮細胞のリモデリングおよび遊走抑制」「血管新生抑制作用」などもある．したがって，「骨折リスクを含めた全身状態が許容すれば」という条件付きでの**休薬に一考の余地はあるかも**しれない．

AAOMS PP 2014では，「骨折リスクを含めた全身状態が許容すれば」の条件付きで，「ARA 投与を**4年**

以上受けている場合，あるいは MRONJ のリスク因子を有する骨粗鬆症患者に侵襲的歯科治療を行う場合には，**2か月**前後の骨吸収抑制薬の休薬について主治医と協議，検討」とあった．

AAOMS PP 2022では，「ARA 投与を4年以上で ARONJ が増加」とのデータが否定され，引用されなかった．

ECTS 2022の考え方

ECTS(European Calcified Tissue Society，欧州石灰化組織学会)2022では，「**少なくとも1週間は経口BP を中止し，歯科処置の治癒後(4週間)の再開を考慮する**」「**歯科処置の治癒後(4週間)までゾレドロン酸注射の延期を検討**」「**Dmab は中止しない**」「**必要に応じて，とくに骨折リスクの高い患者では，BP 中断中のテリパラチドを開始**」と記載されたフローチャートが掲載されている(**図14**)[8]．

また ECTS 2022では，「**Dmab は中止しないが，できれば最後の注射の5～6か月後に処置する．次の**

表6 予防的休薬の是非についての論点と見解(日本版 PP 2016)．＊参考文献1より引用・改変．

① ARA の休薬が ONJ 発症を予防するか否かは不明である．

②骨に長期間残留する BP の物理化学的性質から推測すると，短期間の BP 休薬が BRONJ 発症予防に効果を示すか否かは不明である．

③日本骨粗鬆症学会が行った調査結果では，骨粗鬆症患者において BP を予防的に休薬しても ONJ 発症の減少は認められていない．

④ BP の長期休薬により，骨粗鬆症患者での症状悪化，骨密度低下および骨折の発生が増加する．

⑤発症頻度に基づいた場合に，BRONJ 発症のリスクよりも，骨折予防のベネフィット(有益な効果)が勝っている．

⑥ BRONJ 発症は感染が引き金となっており，歯科治療前に感染予防を十分に行えば，BRONJ 発症は減少するとの結果が示されている．この報告で注目されるのは，口腔の他の部位に以前に BRONJ が発症したことがあり，ONJ 発症のリスクがきわめて高いがん患者においても，感染を予防すれば新たな BRONJ は発症しなかったという結果である．したがって，BRONJ 発症予防には感染予防がきわめて効果的，重要であることが示唆される．

⑦米国歯科医師会は，骨粗鬆症患者における ARONJ の発症頻度は最大に見積もっても0.1％程度であり，ARA 治療による骨折予防のベネフィット(有益な効果)は，ARONJ 発症のリスクを上回っており，また，ARA の休薬は ARONJ 発症リスクを減少させる可能性は少なく，むしろ骨折リスクを高め，負の効果をもたらすとの見解を示している．

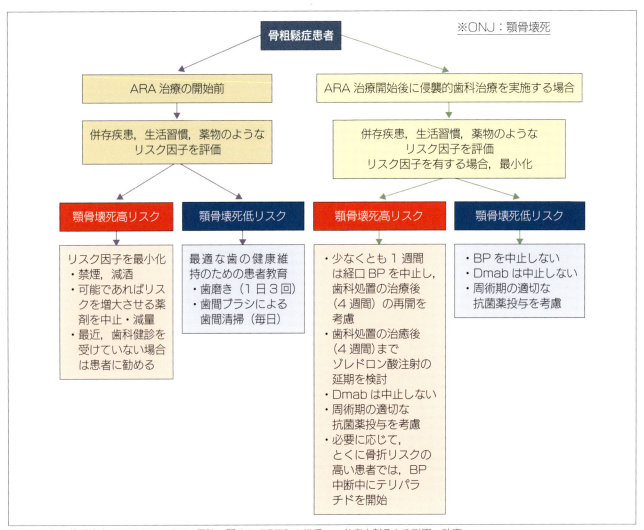

図14 ARA使用患者におけるMRONJ予防に関するECTSの推奨．＊参考文献8より引用・改変．

Dmabを処置の4～6週後に注射するが，（本来の投与スケジュールよりも）4週以上遅らせない」，さらにがん患者でかつONJリスクが高い場合には「BPは中止できる」「短期間のDmabの中止（例：歯科処置の3週間前から4～6週間後までを推奨）」というような踏み込んだ記載もある（**表7**）[8]．

ECTS 2022の推奨の背景に強いエビデンスがあるわけではないが，医歯薬連携のよる協議のうえで，休薬や投与の延期を検討する際には，参考にできるであろう．

低用量Dmab使用患者での手術時期

低用量で6か月ごとのDmab皮下注射の投与を長期に延長もしくは中止すると，骨吸収抑制作用のリバウンドを生じ，椎体多発骨折のリスクが高まるとされている．

このリスクを最小限に抑えるために，AAOMS PP 2022では「予定手術は破骨細胞抑制作用が弱まるDmabの最終投与から3～4か月後に実施」との記述がある．Dmabの次回投与までに8週間あれば手術の影響も少なくなることを期待したものである．一方，日本版PP 2023おいては最終投与から4か月後の抜歯が骨の治癒の面で良い結果が得られる可能性があるとしている（**図15**）[13]．これは，たとえば投与2か月後の抜歯を必ずしも否定するものではなく，待機によって感染性歯科疾患が悪化するリスクがあれば，4か月を待つ必要はないだろう．

表7　ARA投与中の歯科処置（ECTS 2022）．＊参考文献8より引用・改変

ONJのリスクの高い患者		・低侵襲の保存的治療（修復治療，う蝕の除去）は通常安全． ・非外科的歯内治療はリスクが低く，抜歯の代替となり得る． ・抜歯よりも根管治療や歯冠除去術が望ましい． ・抗菌性洗口液，処置前後の抗菌薬の全身投与，血管収縮薬を含む麻酔薬の回避，歯肉組織の損傷の回避が必要． ・義歯の装着は禁止しない（過度の圧や摩擦を与えないように）．
ARAの管理	骨粗鬆症患者	・BPは中止できる（少なくとも1週間前から手術部位の治癒まで） ・Dmabを中止しない．できれば最後の注射の5～6か月後に処置する．次のDmabを処置の4～6週後に注射するが，（本来の投与スケジュールよりも）4週以上遅らせない． ・ARAからテリパラチドへの置換を検討． ・ロモソズマブに関するデータはない．
	がん患者	・ONJのリスクとSREのリスクを天秤にかけ，担当の腫瘍治療医の同意のうえ，個別に決定する． ・BPは中止できる． ・短期間のDmabの中止（例：歯科処置の3週間前から4～6週間後までを推奨）→明確な利点はない．

骨粗鬆症の場合，悪性腫瘍の場合

①骨粗鬆症の場合

　骨粗鬆症の場合は代替薬がある（**図16**）[13]．Dmabの作用は強力であるが，中止するとリバウンドで急激に骨密度が低下する（**図17**）[14]ため，変更するとすればBPにスイッチするのが通常である．

②悪性腫瘍の場合

　悪性腫瘍の場合，CTIBL（P42参照）に対する投与の場合は，骨粗鬆症に準じる．

　毎月の投与を，3か月ごとにしても，抗腫瘍効果に大きな差がないという研究もある．

　骨関連事象（SRE〔**CHAPTER 5**，P70参照〕）の状況によっては，休薬できる場合もある．

低用量Dmab使用患者での手術時期

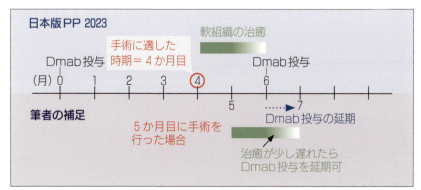

図15　Dmab投与中の抜歯時期．Dmabの投与直後は抜歯を避け，最終投与から4か月後に実施．軟組織の治癒を確認してからDmabを再投与．Dmabの投与について，1か月程度は延期可能とされるため，術後の軟組織の治癒が遷延した場合や，5か月後の施術せざるを得ない場合などに応用できる．
＊参考文献13より引用・改変

骨粗鬆症の場合，悪性腫瘍の場合

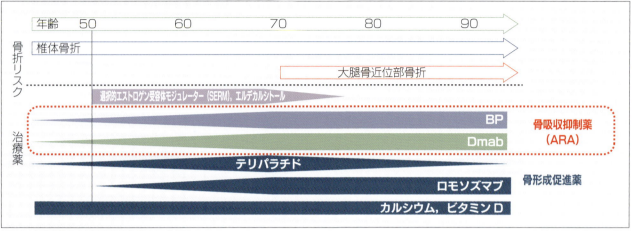

図16 骨粗鬆症の治療薬の選択．＊参考文献14より引用・改変

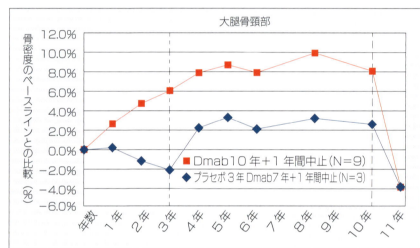

図17 Dmab中止による骨密度の低下．Dmabを中止して1年後には，何もしなかったときよりも骨密度は低下し，骨折のリスクが高まる．＊参考文献15より引用・改変

参考文献

1. 顎骨壊死検討委員会．骨吸収抑制薬関連顎骨壊死の病態と管理：顎骨壊死検討委員会ポジションペーパー2016.
2. Grbic JT, Black DM, Lyles KW, Reid DM, Orwoll E, McClung M, Bucci-Rechtweg C, Su G. The incidence of osteonecrosis of the jaw in patients receiving 5 milligrams of zoledronic acid: data from the health outcomes and reduced incidence with zoledronic acid once yearly clinical trials program. J Am Dent Assoc. 2010 Nov;141(11):1365-70.
3. Saag KG, Petersen J, Brandi ML, Karaplis AC, Lorentzon M, Thomas T, Maddox J, Fan M, Meisner PD, Grauer A. Romosozumab or Alendronate for Fracture Prevention in Women with Osteoporosis. N Engl J Med. 2017 Oct 12;377(15):1417-27.
4. 顎骨壊死検討委員会．薬剤関連顎骨壊死の病態と管理：顎骨壊死検討委員会ポジションペーパー2023.
5. 岸本裕充，粟田浩．国内のビスホスホネート関連顎骨壊死患者は依然として著明に増加 口腔外科疾患調査の結果から．日口外誌．2022; 68(3): 161-3.
6. Nashi M, Kishimoto H, Kobayashi M, Tachibana A, Suematsu M, Fujiwara S, Ota Y, Hashitani S, Shibatsuji T, Nishida T, Fujimura K, Furudoi S, Ishida Y, Ishii S, Fujita T, Iwai S, Shigeta T, Harada T, Miyai D, Takeda D, Akashi M, Noguchi K, Takenobu T. Incidence of antiresorptive agent-related osteonecrosis of the jaw: A multicenter retrospective epidemiological study in Hyogo Prefecture, Japan. J Dent Sci. 2023 Jul;18(3):1156-63.
7. Takeda D, Kurita H, Kashima Y, Hasegawa T, Miyakoshi M, Yamada SI, Yamamura Y, Soutome S. Is withdrawal of antiresorptive agents necessary before and after tooth extraction? A systematic review. Clin Oral Investig. 2023 Dec 27;28(1):38.
8. Anastasilakis AD, Pepe J, Napoli N, Palermo A, Magopoulos C, Khan AA, Zillikens MC, Body JJ. Osteonecrosis of the Jaw and Antiresorptive Agents in Benign and Malignant Diseases: A Critical Review Organized by the ECTS. J Clin Endocrinol Metab. 2022 Apr 19;107(5):1441-60.
9. 岸本裕充．MRONJポジションペーパー2023のここが変わった～骨粗鬆症患者の骨卒中と顎骨壊死を予防～．日歯医師会誌．2024; 77(2): 85-95.
10. 岸本裕充，富家康平．臨床トピックス 薬剤関連顎骨壊死に関するポジションペーパー改訂 MRONJ対応の常識が変わった．日本歯科評論．2023; 83(11): 21-28.
11. Shudo A, Kishimoto H, Takaoka K, Noguchi K. Long-term oral bisphosphonates delay healing after tooth extraction: a single institutional prospective study. Osteoporos Int. 2018 Oct;29(10):2315-21.
12. 柴原孝彦，岸本裕充，矢郷香，野村武史．薬剤・ビスフォスフォネート関連顎骨壊死 MRONJ・BRONJ 最新 米国口腔顎面外科学会と本邦の予防・診断・治療の指針．東京：クインテッセンス出版，2016.
13. 日本口腔外科学会（編）．別冊 the Quintessence 口腔外科 YEARBOOK 一般臨床家，口腔外科医のための口腔外科ハンドマニュアル'23．東京：クインテッセンス出版，2023.
14. 宗圓聰．骨粗鬆症の薬物療法に関する最新の知見．日口外誌．2020; 66(2): 40-51.
15. Popp AW, Varathan N, Buffat H, Senn C, Perrelet R, Lippuner K. Bone Mineral Density Changes After 1 Year of Denosumab Discontinuation in Postmenopausal Women with Long-Term Denosumab Treatment for Osteoporosis. Calcif Tissue Int. 2018 Jul;103(1):50-54.

CHAPTER 4

MRONJ の概要，予防，分類

岸本裕充
兵庫医科大学医学部歯科口腔外科学講座

薬剤関連顎骨壊死

4-1 MRONJ の発症頻度は？

MRONJ の発症頻度

　MRONJ の発症頻度に関して，わが国は依然として増加傾向である（**CHAPTER 3　表3**参照）[1].

　MRONJ は，2003年に Marx によって報告[2]された当初，乳がんの骨転移や多発性骨髄腫の患者に使用されたビスホスホネート（以下，BP）注射薬（パミドロン酸やゾレドロン酸）によるものが大部分で，骨粗鬆症に使用される BP 経口薬（＝低用量）によるものはきわめて稀と考えられていた．しかしながら，わが国では大きく状況が異なり，患者数では低用量患者のほうが多い.

　日本版 PP 2023では，わが国での MRONJ の発症頻度として，高用量 BP で**1.6〜32.1%**と報告されている[3]．一方，骨粗鬆症に対して低用量で使用する場合には，エチドロン酸を例外として，薬剤間（例：リセドロン酸 vs アレンドロン酸）および投与経路（経口か注射か）での発症頻度の差は明らかではない[4]．米国での最新のポジションペーパー（以下，AAOMS PP 2022）[5]では低用量 BP で0.02〜0.05%とされているが，わが国では低用量 BP，デノスマブ（以下，Dmab）の順に**0.104%, 0.133%**[6]や，年間10万人あたり135.5人，124.7人[7]など，AAOMS PP 2022の報告よりも1桁高い[3].

　前述したとおり，日本版 PP 2016が出された以降でも，日本口腔外科学会の疾患調査[7]によれば，全国の MRONJ 新規患者数は右肩上がりに増加している（**CHAPTER 3　表3**参照）．ただし，この年間新規発症における高用量と低用量，また BP と Dmab の内訳は不明である.

　そこで，兵庫県での2018年から2020年の3年間の MRONJ 新規患者数を調査したところ，1,021例が登録され，うち550例（53.9%）が低用量で，高用量を上回った．なお，低用量での BP と Dmab の内訳は，順に 470 例（85.5%），80 例（14.5%）であった[8]（**CHAPTER 3　図2**参照）.

　筆者の推測値では，高用量で4%程度，低用量で0.2%程度の発症頻度である．高用量で骨吸収抑制薬（以下，ARA）を投与されている患者のほうが発症頻度は高いが，骨粗鬆症に対して低用量で投与されている患者の母数が圧倒的に多い（推測値：高用量15万例 vs 低用量300万例，約20倍）ため，副作用としての MRONJ の発症も決して稀ではないことを認識すべきであろう.

4-2 MRONJ の発症契機は？

抜歯によって MRONJ が顕在化

　抜歯後に MRONJ が診断されることが多いとする報告自体はまちがいないが，抜歯後感染などの経過不良による発症は必ずしも多くはなく，**抜歯前から顎骨骨髄炎があった，もしくは潜在していた MRONJ が抜歯によって顕在化するケースが多い**と考えられるようになった（**図1**）.

　抜歯を要する歯は感染を通常ともなっており，無策に抜歯を避けることは局所感染を放置することになり，感染が悪化（歯周炎が顎骨骨髄炎に，顎骨骨髄炎が顎骨壊死に）・拡大する可能性がある.

　ARA の使用がなくても，インプラント手術時などに骨を開削すると，術前の画像診断では把握しにくい抜歯後の骨の治癒不全に遭遇した経験をもつ歯科医師は多いだろう．ARA を使用中の患者の抜歯やインプラント埋

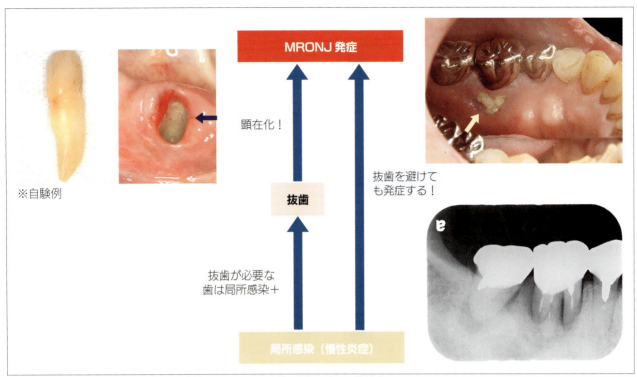

図1 抜歯前からある局所感染が原因で潜在するMRONJが，抜歯によって顕在化．

入手術時などに，視診・触診上，骨に異常（変色や脆弱化）を感じた場合には，組織を病理検査に提出し，MRONJでないかを確認する，というような慎重な対応が望まれる．これは，抜歯したためにMRONJを発症したのではなく，抜歯時にすでにMRONJ（壊死に至らない顎骨骨髄炎も含む）が存在したことを客観的に証明できるチャンスである．

低用量ARA投与中の観血的歯科治療

①抜歯の適応基準

抜歯の基準については，発症頻度が低いMRONJを極度に恐れて，無症状の根尖病変がある歯を積極的に抜歯する必要はなく，**まずはARAを使用していない患者の抜歯の適応基準と同様でよい**と思われる（＝抜歯すべき歯は抜歯する）．むしろ，**糖尿病などの基礎疾患がある，グルココルチコイド（プレドニゾロン®など）や抗悪性腫瘍薬などを併用している**，というような場合には，**感染が進行しやすいため抜歯**しておく，というような，ARA以外の要因を優先すべきである．

ただし，高用量や低用量でもARAの累積投与量が多い（約5年以上の）場合には，**抜歯窩の治癒が遷延する可能性が高くなる**[10]ことは念頭に置くべきであり，管理が良くなければMRONJを発症するリスクもあるだろう．

②インプラント埋入手術

日本版PP 2023において，低用量ARA投与中のインプラント埋入手術は禁忌とはいえない（**高用量では原則として禁忌**）．一方，手術侵襲は加わらないが，インプラント周囲炎の持続はリスクである（**CHAPTER 3 表4b**参照）．

③歯根端切除，歯周外科手術

日本版PP 2023が出るまでは，**低用量ARA投与中の歯根端切除や歯周外科はリスク**と考えられていた（**CHAPTER 3 表4a**）ため積極的には行われず，控えられる傾向にあった．そのため，実施後の予後については不明であるが，抜歯やインプラント埋入手術と同様に，手術侵襲によって**MRONJが発症するリスクは必ずしも高くない**と推察する．

抜歯後と同様に，手術によって顎骨骨髄炎が悪化，もしくは潜在していたMRONJが顕在化する可能性はある．閉鎖創とするため，長期的な経過観察を必要とする．

薬剤関連顎骨壊死

4-3 予防のための戦略は？

医歯薬連携── ARA 開始前の全例が歯科スクリーニングの対象に[3]

ARA 開始前なら MRONJ はゼロリスク！

BP の添付文書（**表2**）では，投与開始「前」に，「必要に応じて」患者に歯科検査を受けることなどを指導すること，と記載されている．これでは，基準が明確ではないのが問題であった．そこで，日本版 PP 2023では「原則として ARA だけでなく，骨粗鬆症治療を開始する患者は全例が歯科スクリーニングの対象」と記載された．全例であれば選択する必要はないはずであるが，処方医から「優先して紹介すべき患者とは？」という問い合わせが少なくない．そこで，日本版 PP 2023では，以下の4つを例示した．

①1年以上歯科受診歴がない

②かかりつけ歯科医がいない

③咀嚼（そしゃく）に何らかの問題を抱えている

④口腔内に何らかの自覚症状がある

以上のような場合には，症状の詳細や ARA 投与の必要性や緊急性などについても言及した診療情報提供書を処方医が作成し，歯科へ患者を紹介する（**表2**，**図2**）．

表2 BP の添付文書より．＊参考文献3より引用・改変．

本剤を含むビスホスホネート系薬剤の治療を受けている患者において，顎骨壊死・顎骨骨髄炎があらわれることがある．報告された症例の多くが抜歯などの顎骨に対する侵襲的な歯科処置や局所感染に関連して発現している．リスク因子としては，口腔の不衛生，歯科処置の既往などが知られている．本剤の投与開始前は口腔内の管理状態を確認し，必要に応じて，患者に対し適切な歯科検査を受け，侵襲的な歯科処置をできる限り済ませておくよう指導すること．

※日本版 PP 2023では…

・原則として骨粗鬆症治療を開始する患者は，全例が歯科スクリーニングの対象．

・骨吸収抑制薬治療開始時の歯科紹介は極めて重要と考えられ，強く推奨．

・骨形成促進薬開始時にも歯科への紹介が望まれる．

無歯顎患者の場合も紹介は必要で，不適合な義歯や埋伏歯や残根などが感染源となる可能性がある（**CHAPTER 6 症例2**〔P84〕参照）ため，歯科ではパノラマエックス線画像を撮影して顎骨の精査を行う．これらに加え，**グルココルチコイド内服患者や糖尿病などを合併している場合は，MRONJ の重症化リスクが高くなる**ため，**歯科医師と文書での交換を行うことが必要**である．

なお，開始前に問題がなくても，「次は＊か月後に」というような定期的な受診が必要であることを，患者だけでなく処方医にも伝達しておく必要がある．

薬剤の変更

①骨粗鬆症（＝低用量）の場合

ARA 以外の骨粗鬆症治療薬（テリパラチド，アバロパラチドなど）への変更の選択肢がある．

②悪性腫瘍で高用量の場合

それまでの治療で骨関連事象（SRE）が抑制されていれば，ARA 以外の抗悪性腫瘍薬の効果を期待して ARA を休薬できる場合もある．また，ARA を1か月ごとから3か月ごと，というように「投与間隔の延長」が可能な場合もある（**CHAPTER 3 P55参照**）．

ARA 休薬

① MRONJ 発症前

患者に ARA の影響がどの程度あるのかを予想しにくいため，ARA を予防的に休薬すべきでない．

② MRONJ 発症後

患者に ARA の悪影響があったと考えられるため，MRONJ を治療するための「薬剤の中止・変更」はつねに念頭におく．当該薬剤の効果・副作用のバランスを考慮をする．

CHAPTER 4 MRONJ の概要，予防，分類

医科が骨吸収抑制薬を処方する場合，

医科 ➡ 歯科 に a を送付
口腔清掃や歯科治療を依頼する

a の返信として
歯科 ➡ 医科 に b を送付
現在の口腔清掃や歯科治療の状況を共有する

パノラマエックス線画像から骨粗鬆症が疑われた場合，
歯科 ➡ 医科 に c を送付

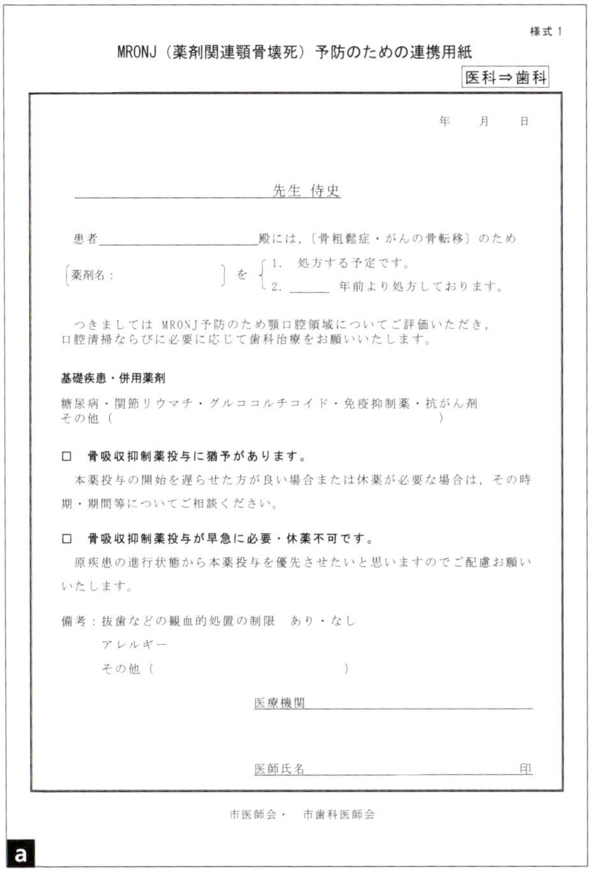

図2 MRONJ 予防のための連携用紙（**a, b**）および，骨粗鬆症早期発見のための連携用紙（**b, c**）．＊沖本信和氏（広島県開業，沖本クリニック）のご厚意により掲載

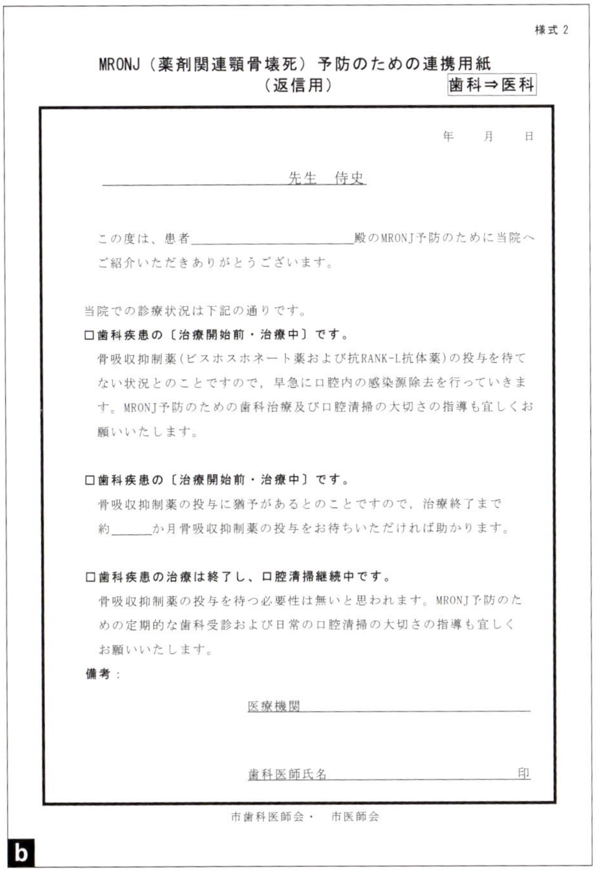

様式1

MRONJ（薬剤関連顎骨壊死）予防のための連携用紙
医科⇒歯科

　　　　年　　月　　日

＿＿＿＿＿＿　先生　侍史

患者＿＿＿＿＿＿＿殿には，〔骨粗鬆症・がんの骨転移〕のため
〔薬剤名：　　　　　　　〕を □ 1．処方する予定です．
　　　　　　　　　　　　　　　□ 2．＿＿年前より処方しております．

つきましては MRONJ 予防のため顎口腔領域についてご評価いただき，
口腔清掃ならびに必要に応じて歯科治療をお願いいたします．

基礎疾患・併用薬剤
糖尿病・関節リウマチ・グルココルチコイド・免疫抑制薬・抗がん剤
その他（　　　　　　　　　　　　　　　　　　　）

□　骨吸収抑制薬投与に猶予があります．
　本薬投与の開始を遅らせた方が良い場合または休薬が必要な場合は，その時期・期間等についてご相談ください．

□　骨吸収抑制薬投与が早急に必要・休薬不可です．
　原疾患の進行状態から本薬投与を優先させたいと思いますのでご配慮お願いいたします．

備考：抜歯などの観血的処置の制限　あり・なし
　　　アレルギー
　　　その他（　　　　　　　　　　　）

医療機関＿＿＿＿＿＿＿＿＿＿

医師氏名＿＿＿＿＿＿＿＿　印

市医師会・　市歯科医師会

a

様式2

MRONJ（薬剤関連顎骨壊死）予防のための連携用紙
（返信用） 歯科⇒医科

　　　　年　　月　　日

＿＿＿＿＿＿　先生　侍史

この度は，患者＿＿＿＿＿＿＿殿のMRONJ予防のために当院へ
ご紹介いただきありがとうございます．

当院での診療状況は下記の通りです．
□歯科疾患の〔治療開始前・治療中〕です．
　骨吸収抑制薬（ビスホスホネート薬および抗RANK-L抗体薬）の投与を待てない状況とのことですので，早急に口腔内の感染源除去を行っていきます．MRONJ予防のための歯科治療及び口腔清掃の大切さの指導も宜しくお願いいたします．

□歯科疾患の〔治療開始前・治療中〕です．
　骨吸収抑制薬の投与に猶予があるとのことですので，治療終了まで約＿＿＿か月骨吸収抑制薬の投与をお待ちいただければ助かります．

□歯科疾患の治療は終了し，口腔清掃継続中です．
　骨吸収抑制薬の投与を待つ必要性は無いと思われます．MRONJ予防のための定期的な歯科受診および日常の口腔清掃の大切さの指導も宜しくお願いいたします．

備考：

医療機関＿＿＿＿＿＿＿＿＿＿

歯科医師氏名＿＿＿＿＿＿＿　印

市歯科医師会・　市医師会

b

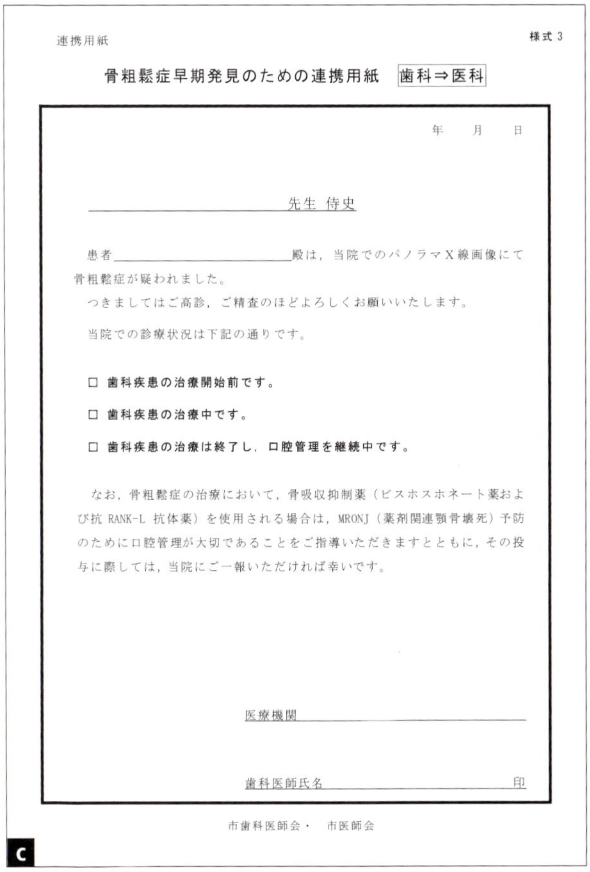

様式3

連携用紙

骨粗鬆症早期発見のための連携用紙 歯科⇒医科

　　　　年　　月　　日

＿＿＿＿＿＿　先生　侍史

患者＿＿＿＿＿＿＿殿は，当院でのパノラマX線画像にて
骨粗鬆症が疑われました．
つきましてはご高診，ご精査のほどよろしくお願いいたします．

当院での診療状況は下記の通りです．

□　歯科疾患の治療開始前です．

□　歯科疾患の治療中です．

□　歯科疾患の治療は終了し，口腔管理を継続中です．

なお，骨粗鬆症の治療において，骨吸収抑制薬（ビスホスホネート薬および抗 RANK-L 抗体薬）を使用される場合は，MRONJ（薬剤関連顎骨壊死）予防のために口腔管理が大切であることをご指導いただきますとともに，その投与に際しては，当院にご一報いただければ幸いです．

医療機関＿＿＿＿＿＿＿＿＿＿

歯科医師氏名＿＿＿＿＿＿＿　印

市歯科医師会・　市医師会

c

抜歯時の抗菌薬の予防投与

2016年4月に日本化学療法学会と日本外科感染症学会の合同で出された「術後感染予防抗菌薬適正使用のための実践ガイドライン」での，「SSIリスクの高い患者の抜歯」に準じて，抜歯時に抗菌薬を投与することをお勧めする．

具体的には，**アモキシシリン（1回250mg～1g）を「手術1時間前」から服用**する．抜歯前のみの単回投与とするか，抜歯後も追加が必要かは，抜歯の侵襲や患者の感染防御能などから判断するが，期間は最長でも48時間とする．ただし，抜歯部分が汚染度が強かった場合（創クラスⅢまたはⅣ）は「治療的投与」となることも理解しておく[9]．

「抗菌薬の適正使用」という面で，「手術1時間前から」は非常に重要である．たとえば手術3日前から抗菌薬の投与を開始すると，抗菌薬に感受性の菌は消失する一方で，抗菌薬に耐性を示す菌が「選択」され，耐性菌が術野に増殖した環境下で手術をする，というリスクがある．

参考文献

1. Kunihara T, Tohmori H, Tsukamoto M, Kobayashi M, Okumura T, Teramoto H, Hamasaki T, Yamasaki T, Nakagawa T, Okimoto N, Fujiwara S. Incidence and trend of antiresorptive agent-related osteonecrosis of the jaw from 2016 to 2020 in Kure, Japan. Osteoporos Int. 2023 Jun;34(6):1101-9.
2. Marx RE. Pamidronate (Aredia) and zoledronate (Zometa) induced avascular necrosis of the jaws: a growing epidemic. J Oral Maxillofac Surg. 2003 Sep;61(9):1115-7.
3. 顎骨壊死検討委員会．薬剤関連顎骨壊死の病態と管理：顎骨壊死検討委員会ポジションペーパー2023.
4. 岸本裕充．CHAPTER 3 MRONJ に関する論点とは？．In：柴原孝彦，岸本裕充，矢郷香，野村武史．薬剤・ビスフォスフォネート関連顎骨壊死 MRONJ・BRONJ 最新 米国口腔顎面外科学会と本邦の予防・診断・治療の指針．東京：クインテッセンス出版，2016: 47-8.
5. Ruggiero SL, Dodson TB, Aghaloo T, Carlson ER, Ward BB, Kademani D. American Association of Oral and Maxillofacial Surgeons' Position Paper on Medication-Related Osteonecrosis of the Jaws-2022 Update. J Oral Maxillofac Surg. 2022 May;80(5):920-943.
6. 藤盛真樹，鳥谷部純行，角伸博，嶋崎康相，鈴木豊典，阿部貴洋，谷村晶広，工藤章裕，道念正樹，川口泰，榊原典幸，野島正寛，牧野修治郎．骨吸収抑制薬関連顎骨壊死の発生と治癒に関する前向き多施設共同研究 北海道東部 十勝，釧路・根室，オホーツク医療圏における顎骨壊死発生率．日口外誌．2021; 67(10): 571-83.
7. 岸本裕充，栗田浩．国内のビスホスホネート関連顎骨壊死患者は依然として著明に増加 口腔外科疾患調査の結果から．日口外誌．2022; 68(3): 161-3.
8. Nashi M, Kishimoto H, Kobayashi M, Tachibana A, Suematsu M, Fujiwara S, Ota Y, Hashitani S, Shibatsuji T, Nishida T, Fujimura K, Furudoi S, Ishida Y, Ishii S, Fujita T, Iwai S, Shigeta T, Harada T, Miyai D, Takeda D, Akashi M, Noguchi K, Takenobu T. Incidence of antiresorptive agent-related osteonecrosis of the jaw: A multicenter retrospective epidemiological study in Hyogo Prefecture, Japan. J Dent Sci. 2023; 18 (3):1156-63.
9. 岸本裕充．特集 薬剤関連顎骨壊死（MRONJ）の歯科・口腔外科における対応（第2報）MRONJ への抗菌薬の投与．In: 日本口腔外科学会（編）．別冊ザ・クインテッセンス 口腔外科 YEARBOOK 一般臨床家，口腔外科医のための口腔外科ハンドマニュアル'24．東京：クインテッセンス出版，2024: 31-7.

CHAPTER 5

BP・デノスマブを
投与中の患者の
歯科治療

矢郷　香
国際医療福祉大学三田病院歯科口腔外科

ビスホスホネート(bisphosphonate：以下，BP)やデノスマブ(以下，Dmab)の骨吸収抑制薬(antiresorptive agent：以下，ARA)を投与中の患者の歯科治療時には，MRONJ発症に関わるリスク因子に注意する必要がある[1,2](**表1**).

最新の日本版ポジションペーパー(以下，PP)2023ではMRONJ発症メカニズムは，口腔細菌感染とMRONJ発症との因果関係が重要視されている[2]．局所因子のなかでは口腔衛生状態の不良や歯周病，根尖病変，顎骨骨髄炎，インプラント周囲炎などの顎骨に発症する感染性疾患がMRONJの明確なリスク因子とされているので，ARA投与中の患者の歯周病や根尖病変などを放置するべきではない．

また，抜歯はMRONJ発症の最大のイベントであるとされてきたが，抜歯の適応となる重度の歯周病や根尖病変などの歯科疾患の多くは，すでに顎骨に細菌感染をともなっていることが多いので，最近では抜歯だけが

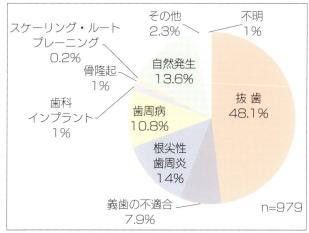

図1 日本口腔外科学会の調査によるMRONJ発症契機[3]．歯周病10.8%，根尖性歯周炎14%がMRONJ発症契機となっているので，抜歯を恐れて感染している歯を保存することはリスクとなる．

MRONJ発症の主要因ではないといわれている(**図1**)[2,3]．PPでは，すでに抜歯前に潜在的にMRONJを発症しており，抜歯によってMRONJが顕在化する

表1 MRONJ発症に関わるリスク因子(**CHAPTER2** AAOMS PP 2022を参考)．BP：ビスホスホネート，Dmab：デノスマブ

薬剤関連因子	■骨吸収抑制薬：BP，Dmab(投与量：高用量＞低用量，累積投与量) ■抗スクレロチン抗体製剤 ロモソズマブ(骨吸収抑制と骨形成促進作用のデュアル・エフェクトを有する) ■血管新生阻害薬 　VEGF阻害薬：ベバシズマブ(抗VEGF抗体)，アフリベルセプトベータ(遺伝子組み換え) 　マルチキナーゼ阻害薬：スニチニブ，カボザンチニブ 　mTOR阻害薬：エベロリムス 　チロシンキナーゼ阻害薬：ニンテダニブ ■免疫抑制薬：メトトレキサート ■副腎皮質ステロイド(グルココルチコイド)
局所因子	■顎骨に発症する感染性疾患 　歯周病，根尖病変，顎骨骨髄炎，インプラント周囲炎など ■侵襲的な歯科処置 　抜歯，歯科インプラント手術，歯周外科処置など ■口腔衛生状態不良 ■不適合義歯：義歯の使用はMRONJのリスクが2倍高い ■過大な咬合力 ■解剖学的要因(好発部位) 　下顎(47〜73%)＞上顎(20〜22.5%)，上下顎(4.5〜5.5%) 　下顎隆起，口蓋隆起，顎舌骨筋線の隆起の存在
全身因子	■糖尿病 ■自己免疫疾患(全身性エリテマトーデス，関節リウマチ，シェーグレン症候群) ■人工透析中の患者 ■骨系統疾患(骨軟化症，ビタミンD欠乏，骨パジェット病) ■貧血(Hb＜10g／dL) ■生活習慣：喫煙，飲酒，肥満

ケースがあることに注意喚起している(**図2**)[1, 2]．そのため，抜歯が必要な場合は，すでにMRONJを発症していないかをエックス線で慎重に判断し，患者にMRONJ発症のリスクを十分に説明し，了解を得てから行う．

初診時，ARA投与を見逃してMRONJを発症することがあるので，骨粗鬆症やがんの骨転移のある患者などでは医科に対診し，ARAの投与歴を確認する．とくにARAの注射薬はお薬手帳に記載はなく，患者からの申告もないので注意する(**図3**, **4**, **表4**〔P77〕)．

抜歯によりMRONJが顕在化した症例

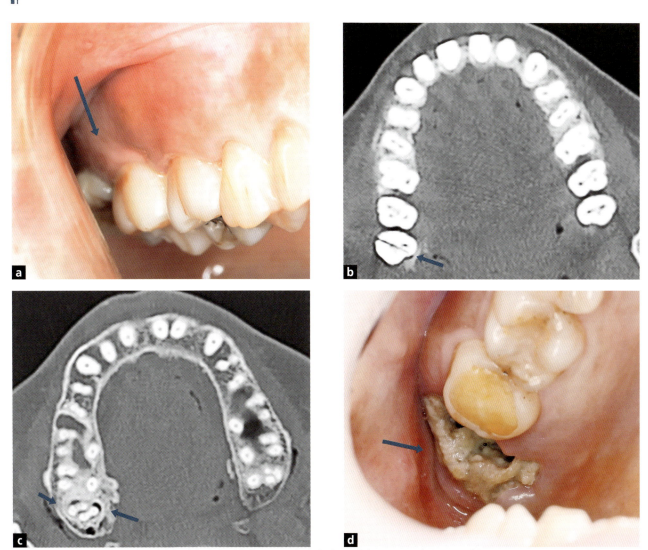

図2a〜d 右側頬部腫脹，上顎右側臼歯部疼痛，排膿を認めて紹介来院した(**a**)．CTで8|歯根破折(**b**)と同歯周囲に骨硬化像(**c**)と上顎洞炎を認めた．乳がん骨転移でBP(ゾレドロン酸水和物)とDmabが投与されていた．頬部蜂窩織炎およびMRONJ(ステージ3)の疑いと診断した．アモキシシリン(1.5g/日)の投与で消炎したが，認知症で姪と二人暮らしのために通院困難となった．約3か月後，近在歯科で同歯抜歯後に骨露出をきたした(**d**)．本人も姪も手術を希望せず，Dmabを休薬し，経過観察を行った．初診時のCTで8|周囲に硬化像を認めていたので，すでにMRONJを発症していて，抜歯を契機にMRONJが顕在化したケースであると思われた．

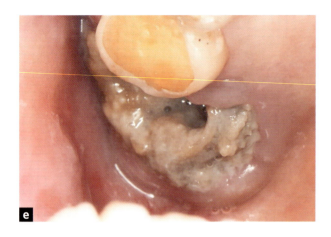
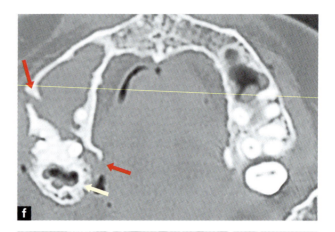
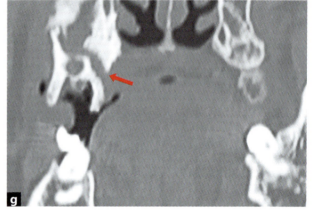

図2e〜g　患者が手術を希望せず保存療法を行っていたが，約8か月後の再初診時，骨の露出の範囲はそれほど拡大せず(e)，疼痛，排膿もなかった．CTでは，8か月が経過したが，|8|抜歯窩に骨の新生を認めず(f，黄色矢印)，腐骨分離像が見られた(f，g，赤矢印)．Dmab中断により腐骨が分離してくる可能性があるが，腐骨分離までには長期間かかることがあるので，医科主治医と相談して患者の病態を考慮し，ARAを休薬するかどうかを決定する．MRONJ治療時にARAを休薬するべきかどうかについては賛否両論がある．日本版PP 2023では，「現時点ではMRONJ治療時のARA休薬を積極的に推奨する根拠はなく，今後の研究結果を待ちたい」となっている．

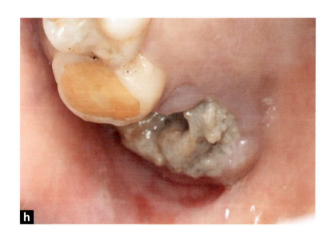
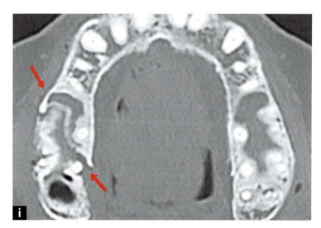
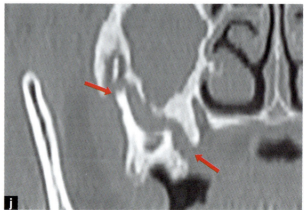

図2h〜j　約3年後の再初診時．骨の露出の範囲は変わらず(h)，CTから，腐骨分離は進んでいたが(i，j)，まだ腐骨が自然排出することはなかった．再度手術の説明をしたが同意を得られず，経過観察を希望された．

ARA注射薬の投与が発覚した症例①

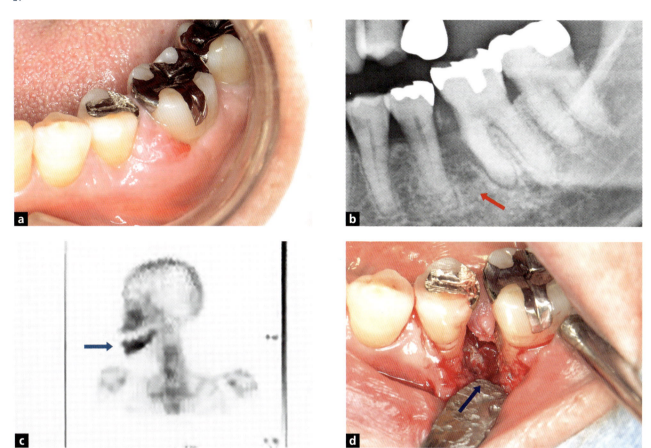

図3a〜d 6̲6̲部歯肉腫脹が改善せず，下唇の痺れを認めたため紹介来院した（**a**，**b**）．問診表にBPの記載がなかったが，骨粗鬆症で整形外科に通院中だったために問い合わせをしたところ，BP（イバンドロン酸ナトリウム水和物の静脈注射）が約5年間投与されていたことが発覚した．骨髄炎評価に用いられるラジオアイソトープ（放射線同位元素）検査の^{99m}Tc（テクネシウム99m）による骨シンチグラフィで左側下顎骨の炎症部位にアイソトープの集積を認めた（**c**，矢印）．組織生検では，腐骨を形成していた（**d**，矢印）．下唇の知覚鈍麻は抗菌薬の投与と下顎辺縁切除術の外科処置で消失し，術後の経過は良好である．

ARA注射薬の投与が発覚した症例②

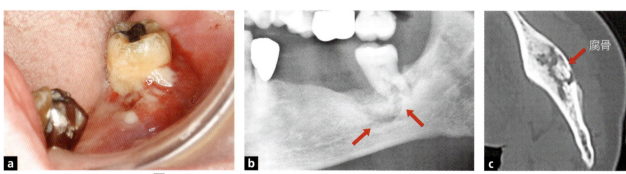

図4a〜c 患者は88歳，女性．8̲歯肉腫脹，出血，排膿を認めた．近医歯科では高齢のため抜歯せず洗浄を行っていたが治癒せず，紹介来院した（**a**）．パノラマエックス線写真にて，同部は透過像と不透過像が混在し（**b**），CTでは腐骨分離像を認めた（**c**）．問診で骨粗鬆症で注射をしているとのことで医科に対診したところ，Dmab（皮下注射）が投与されていた．

5-1 MRONJ 発症に関わるリスク因子を評価する

ARA の投与を受けている患者の歯科治療時には，ARA の投与量・投与期間，MRONJ 発症リスクが高くなる基礎疾患や併用薬の有無を確認することが重要である(前述**表1**)[1, 2]．

薬剤関連因子では，ARA では低用量が投与されている骨粗鬆症患者などより，**高用量を投与されているがん患者**での発症頻度が高く，累積投与量についても高用量と低用量いずれにおいても**長期投与**にともないMRONJ 発生リスクは増加する[1, 2]．また，抗スクレロスチン抗体ロモソズマブ(イベニティ®)や血管新生阻害薬(アバスチン®，スーテント®など)，グルココルチコイド(プレドニゾロン®，プレドニン®など)，メトトレキサート(ソウマトレックス®，メトトレキサート®など)については，それぞれ単剤あるいは ARA との併用で発症リスクが増加する．

全身因子として，糖尿病や自己免疫疾患，人工透析中の患者は，疾患のコントロール状態や投与薬剤，感染に対する抵抗性の低下などにより MRONJ 発症リスクが増加する．血糖コントロールが不良な糖尿病患者や，グルココルチコイドを併用している ARA 投与患者は，リスクが高くなるので注意が必要である．そのため，歯科外科処置時には処方医師と連携をとることが必須である．

5-2 BP・Dmab を投与中の患者の歯科治療に関して(表2)

歯科外科処置以外の歯科治療

①根管治療

日本版 PP 2023では，自発痛，咬合時痛，排膿などの自覚症状をともなわない非活動性の根尖病変は，根管内の無菌化をめざす**根管治療を行うことで成功すれば**，根尖病変が縮小し，**抜歯を回避**できることもある．また，活動性の根尖病変は，感染が持続することで MRONJ 発症リスクを高める可能性もあるので，根管治療もしくは抜歯の適応となるが，**根管治療は ARA の投与中でも**

表2 ARA 投与患者の歯科治療に関して．

骨吸収抑制薬投与患者の歯科治療	■必要な歯周治療，根管治療，保存的修復治療，補綴治療は，骨吸収抑制薬を**休薬せず**通常どおり行う．ただし，歯槽骨に及ぶ侵襲的歯内療法や歯周治療は，MRONJ 発症のリスクがあるので留意する．	
	■不適合義歯は MRONJ 発症のリスク因子なので，適合性を確認し調整する．	
	抜歯	■低用量 ARA(骨粗鬆症など) 原則として抜歯時に骨吸収抑制薬を**休薬しない**ことが提案されているが，リスク因子を考慮し，緊密な医歯薬連携のもとに行う． ■高用量 ARA(多発性骨髄腫・固形がん骨転移による骨病変) **抜歯以外の治療法を検討**する必要があるが，明らかな感染源(根尖病変，重度歯周病など)が存在する場合や歯根破折は，**抜歯を前向きに検討**する．
	歯科インプラント	■低用量 ARA(骨粗鬆症など) 他のリスク因子を考慮し，実施の可否を慎重に判断する． ■高用量 ARA(多発性骨髄腫・固形がん骨転移による骨病変) 歯科インプラントは**禁忌**である．

不適合義歯によって MRONJ を発症した2症例

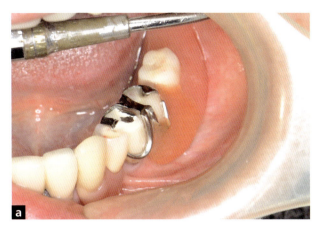
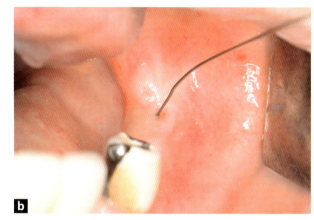
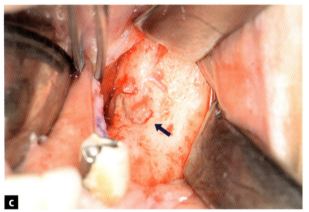
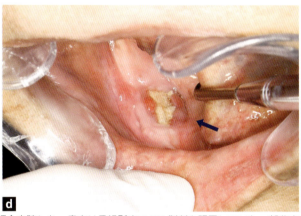

図5a〜d 症例1（**a〜c**）．近在歯科で下顎左側臼歯部の潰瘍が治癒せず紹介来院した．患者は骨粗鬆症で BP 製剤を服用していた．部分床義歯部の歯肉に瘻孔を認め，明らかな骨露出はなかったがプローブで骨を触知した（**a**, **b**）．MRONJ ステージ1と診断し，腐骨除去術を行った．歯肉を切開し粘膜骨膜弁を剥離翻転すると腐骨を認めた（**c**, 矢印）．症例2（**d**）．患者は乳がん骨転移で BP と Dmab が投与されていた．下顎総義歯で下顎右側臼歯部に義歯不適合による骨露出を認めた（**d**, 矢印）．

可能であるとしている[2]．
②歯周治療
　歯周病の治療に関しては，通常数か月から数年単位の長期にわたるため，ARA 投与開始後も感染源の除去と歯周病の進行の予防を目的とした定期的な口腔管理を継続する．しかし，**歯槽骨に及ぶ歯周外科処置に関しては**，抜歯時の対応と同様に **MRONJ 発症のリスク**があるので注意する．

③義歯
　不適合義歯の長期使用では，粘膜損傷を起こして MRONJ を発症する可能性もあるため，**ARA 投与中にも調整**を行う（**図5**）．Marx RE[4]は，義歯による咬合圧が歯槽骨頂のリモデリングを引き起こすために骨代謝回転／骨再生速度が増大し，無歯顎歯槽堤でも顎骨壊死が発症するとしている．

5-3 抜歯時の対応

予防的休薬の是非

ARA 投与中の患者において，抜歯などの歯科外科処置の際に ARA を休薬（予防的休薬）するか否かに関しては，質の高いエビデンスは得られていないことから，いまだコンセンサスが得られていない．日本版 PP 2023では，システマティックレビューを行った結果，抜歯に際しての休薬の利益（MRONJ 発症率の低下）を検討した論文はいくつかあったが，いずれも利益を示唆する結果は得られていなかった．一方，抜歯などに際しての短期間の休薬（術前後2か月程度）の害（骨粗鬆症関連骨折の発症率の増加，生存率の低下，SRE※の増加）を検討した論文は見られず，害は不明であった．しかし，休薬のために抜歯が延期されることによる歯性・顎骨感染の進行が懸念されるとの意見と，休薬が長期に及んだ場合に明らかに骨粗鬆症性関連骨折のリスクが上昇するとの意見があり，現状においては休薬の有用性を示すエビデンスはないことから，「**原則として抜歯時に ARA を休薬しないことを提案する**」とされている[2]．なお，ハイリスク症例でのごく短期間の休薬を完全に否定し得るほどのエビデンスもなかったことが付記されているので，MRONJ 発症のリスクが高い患者では医科と相談して決定する（前述**表1**）．

AAOMS の MRONJ ポジションペーパー2022年版では，未だコンセンサスが得られておらず，「**ケースバイケースで休薬**」という意見と，「骨吸収抑制薬の中断による骨折などの潜在的なリスクが大きいので，**休薬は推奨しない**」という意見が分かれている[1]．

※ SRE（skeletal related events，骨関連事象）：がんの骨転移により発生する骨折，麻痺，高カルシウム血症や骨転移に対する手術的治療や放射線治療を「骨関連事象（SRE）」とよぶ．

抜歯時のエックス線診断

抜歯時にはエックス線画像をよく診断する必要がある．通常の歯周病や根尖病変と思っていても，潜在的にすでに顎骨壊死を来たしている場合がある（前述**図3**，**図6a, b** 症例1）．抜歯前のエックス線画像で判断するのは非常に困難であるが，**周囲に骨硬化像**がある場合には，歯の骨植が強く，抜歯時の侵襲が大きくなり，骨治癒が悪くなり，顎骨壊死を発症するリスクがあるため注意する（前述**図2**，**図6c, d** 症例2）．一方，**ARA の影響のない部位**の歯を，ARA 継続下に抜歯しても，顎骨壊死を起こさない可能性がある（**図6e, f** 症例3）．

また，パノラマエックス線写真で通常の根尖病変，智歯周囲炎と思っても，CT で腐骨形成・分離像を認める場合もあるので，必要に応じて CT で確認することも重要である（**図4**，**図7**）．顎骨骨髄炎の診断に Bone SPECT／CT や PET／CT が有用との報告があるが，抜歯時の診断には実用的ではない．

CHAPTER 5 BP・デノスマブを投与中の患者の歯科治療

抜歯時のエックス線写真①

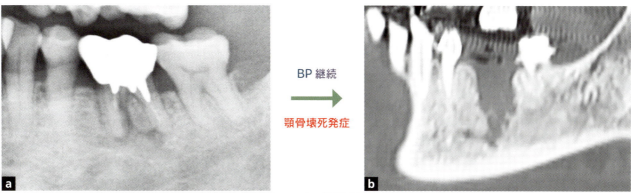

図6a, b 症例1．患者は骨粗鬆症で，約5年間 BP を服用していた．6根尖性歯周炎のために近在歯科で BP 継続下に抜歯後，顎骨壊死をきたした．根尖病変により**潜在的にすでに顎骨壊死**になっていた可能性がある．

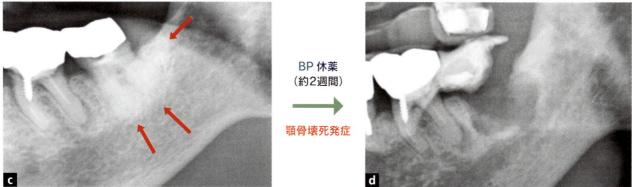

図6c, d 症例2．患者は骨粗鬆症で，約10年間 BP を服用していた．他院で約2週間 BP を休薬し7を抜歯したが，顎骨壊死をきたした．抜歯前のパノラマエックス線写真で同歯の周囲に**骨硬化像**を認めた（**c**，矢印）．

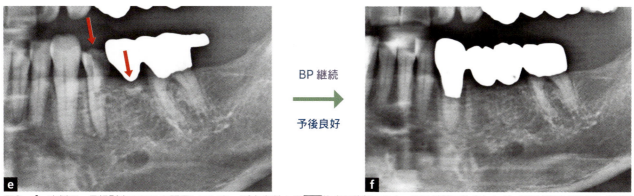

図6e, f 症例3．骨粗鬆症で BP を服用していた．近在歯科より45抜歯を依頼された．BP 継続で抜歯したが，顎骨壊死は発症せず経過良好であった．BP 継続下に抜歯を行っても，**BP の影響のない部位であれば顎骨壊死を起こさない可能性**がある．

抜歯時のエックス線写真②

図7a〜c 患者は骨粗鬆症で約3年間BPを服用していた．歯肉腫脹をきたし，パノラマエックス線写真で[7]根尖部に透過像を認め，紹介来院した（**a**，**b**）．CTで腐骨形成・分離像を認め，MRONJと診断した（**c**）．約3か月間BPを休薬し，[7]抜歯および腐骨除去術を行った[5]．術後，炎症の再燃はなく経過良好である．パノラマエックス線写真で不明瞭な場合は抜歯前にCTを撮影し，確認する．

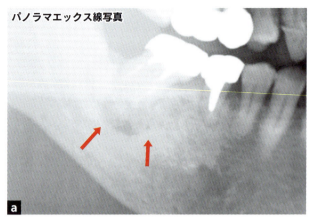

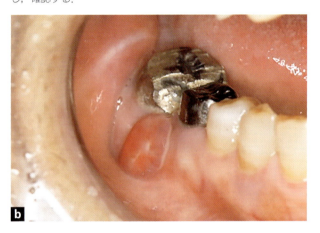

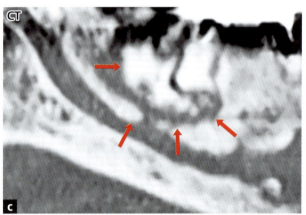

薬剤別・用量別の対応

BPの作用機序は，骨に蓄積し，骨ハイドロキシアパタイトと強固に結合し，破骨細胞に選択的に取り込まれ，アポトーシス（細胞死）を誘導することにより，骨吸収を抑制する．

一方，抗RANKL抗体のDmabは骨に蓄積するのではなく，RANKL（receptor activator for nuclear factor-κB ligand）と特異的に結合し，RANKLが破骨細胞やその前駆細胞の表面に発現している受容体RANKに結合するのを阻害する．その結果，破骨細胞の形成・機能・生存を阻害し骨吸収を抑制する．そのため，BPと異なり休薬した場合，6か月以内にDmabの骨吸収抑制効果がほとんどなくなってしまう．

BPとDmabの作用機序は異なり[6]，低用量より高用量のほうが，また，累積投与量が多いほどMRONJの発症リスクが高くなるので，抜歯時の対応も若干異なる．

①低用量ARA投与患者（骨粗鬆症患者など）

BPやDmabは骨粗鬆症患者の骨密度を上昇させ，

歯科医師の判断で抜歯時にARAを休薬しない

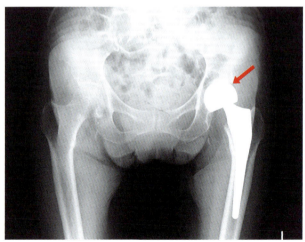

図8 転倒し，大腿骨骨折を起こし手術をした骨粗鬆症患者．転倒し大腿骨を骨折し，人工骨頭置換術（赤矢印）が行われた．骨折後，ARAが投与されていた．転倒・骨折は，寝たきりになってしまう要因なので，抜歯時など歯科治療で勝手にARAを中断しない．

骨折を予防する有益な薬剤である（**図8**）．日本版PP2023では，「**原則として抜歯時にARAを休薬しない**

こと」が提案されている(図9, 10).

(1) BP投与患者の抜歯

BP製剤の長期投与により顎骨壊死のリスクも増加することが示されているが,その発症率は低く,長期投与例でも抜歯時の休薬による利益は示されていない.しかし,重度糖尿病患者やコルチコステロイド併用などのハイリスク患者には注意する.

一方,長期にわたるBP投与により,非定型大腿骨骨折の発生リスクが上昇することが知られており[2],**BP投与が3～5年に至った時点で脆弱性骨折のリスクを評価したうえで,BPを休薬したり,他の骨粗鬆症治療薬(表3)に変更することが可能**であることも知っておくべきである.よって長期投与例においては,脆弱性骨折と非定型大腿骨骨折のリスクなどを総合的に加味したうえで他剤への変更などが可能な場合もあるため,緊密な医歯薬連携のもとでリスク評価と方針決定を行う.

(2) Dmab投与患者の抜歯

臨床試験のデータでは,Dmab投与中止後に骨密度が急速に減少し,中止または長期延期後に椎骨骨折が増加する可能性が示されているので,**Dmabは中止しないことが望ましい**と考えられている[2].Dmab投与後の血中濃度の推移および抜歯後の骨の治癒過程を考えると,**最終投与4か月頃**に抜歯を行うことが骨の治療の面でよい結果が得られる可能性がある(**図10**)[7].Dmabは6か月ごとの投与なので,抜歯約2か月後に骨露出もなく上皮化も良好で,エックス線で骨治癒が良好であれば,Dmabを中断することなく抜歯が可能である.

BP継続下で抜歯を行った症例

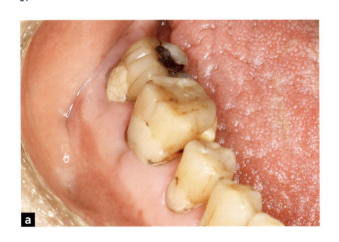
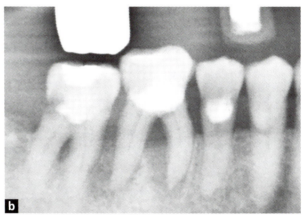
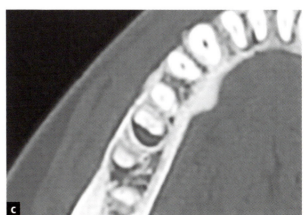

図9a〜c ⑥ 咬合時痛を認め,近在歯科を受診した.骨粗鬆症でBPを1週間に1回,約7か月服用していたので,抜歯依頼で紹介来院した(**a**).患者は脳梗塞で抗血栓薬のクロピドグレルも服用していた.初診時は疼痛はなかったが,歯肉より排膿を認めた.パノラマエックス線写真で根分岐部病変と根尖部に及ぶ透過像を認めた(**b**).CTで根尖病変を認めたが,明らかな骨硬化像はなかった(**c**).抜歯前に顎骨壊死のリスクがあることを文書でインフォームドコンセントを取得した.抜歯前日から抗菌薬(アモキシシリン750mg/日)を4日間投与した.

薬剤関連顎骨壊死

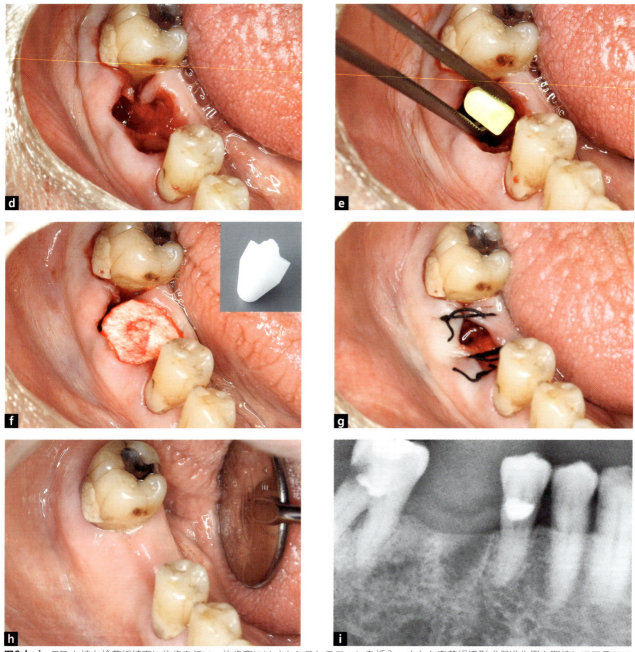

図9d〜i BPと抗血栓薬継続下に抜歯を行い，抜歯窩にはオキシテトラコーンを挿入，止血と肉芽組織形成促進作用を期待してアテロコラーゲン（テルプラグ®）を填入し，縫合した（**d〜g**）．上皮化も良好で骨の露出もなく（**h**），抜歯5か月後のデンタルエックス線写真で骨新生を確認した（**i**）．

②高用量ARA投与患者

本邦では，がんの骨転移などで高用量ARA投与患者の抜歯後のMRONJ発生率が25.2%[8]と高い報告もあるので，慎重に抜歯の適否を判断する．まずは抜歯を回避できる治療法があるか検討する必要があるが，根尖病変や重度歯周病など顎骨に明らかな感染源がある場合にはそれ自体がMRONJ発症のリスクとなるので，**抜歯を避けられない場合には前向きに検討**する．

CHAPTER 5　BP・デノスマブを投与中の患者の歯科治療

Dmab 継続下の抜歯

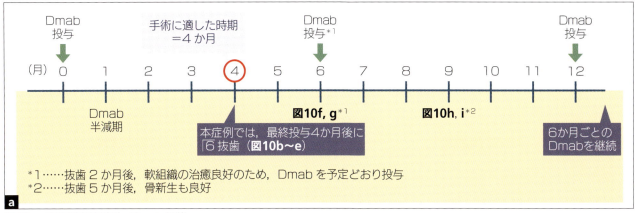

図10a　本症例の時系列．Dmab 最終投与から4か月後に抜歯を行った．＊参考文献7をもとに作成．

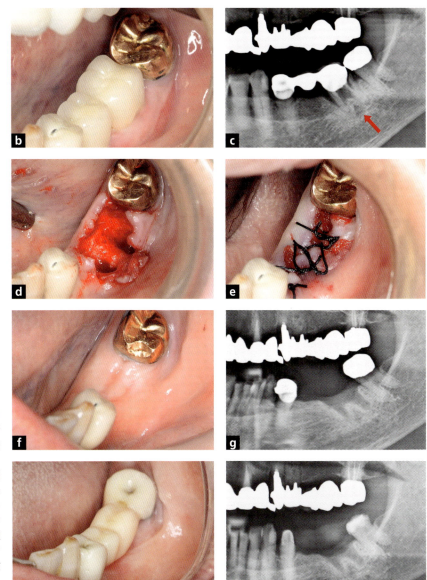

図10b～i　骨粗鬆症で Dmab を6か月に1回投与されていた（皮下注射）．⏉6歯根破折を認めて紹介来院した（**b**, **c**）．Dmab 最終投与から約4か月後に⏉6を抜歯した（**d**, **e**）．約2か月後，抜歯窩の上皮化は良好で骨露出を認めず（**f**），パノラマエックス線写真でも異常所見はなかったので（**g**），予定どおり Dmab が投与された．近在歯科でテンポラリーが装着され（**h**），抜歯約5か月後の経過観察でも骨露出はなかった．パノラマエックス線写真で骨治癒を確認し（**i**），経過良好なために，6か月ごとの Dmab 投与を継続している．

75

主な骨粗鬆症治療薬

表3 主な骨粗鬆症治療薬（経口薬）一覧．＊骨粗鬆症治療剤一覧（監修：総合守谷第一病院薬剤科，平林宏之氏〔みらいの丘整形外科〕）をもとに引用・改変．

経口薬					
薬剤	投薬頻度	製品名	一般名	適応	顎骨壊死リスク
骨吸収抑制（ビスホスホネート系）	月1回	ボンビバ錠100mg	イバンドロン酸	骨粗鬆症	あり
		アクトネル錠75mg	リセドロン酸	骨粗鬆症	あり
		ベネット錠75mg	リセドロン酸	骨粗鬆症	あり
	4週1回	ボノテオ錠50mg	ミノドロン酸	骨粗鬆症	あり
		リカルボン錠50mg	ミノドロン酸	骨粗鬆症	あり
	週1回	ボナロン経口ゼリー35mg	アレンドロン酸	骨粗鬆症	あり
		ボナロン錠35mg	アレンドロン酸	骨粗鬆症	あり
		フォサマック錠35mg	アレンドロン酸	骨粗鬆症	あり
		アクトネル錠17.5mg	リセドロン酸	骨粗鬆症	あり
		ベネット錠17.5mg	リセドロン酸	骨粗鬆症	あり
	1日1回	ボナロン錠5mg	アレンドロン酸	骨粗鬆症	あり
		フォサマック錠5mg	アレンドロン酸	骨粗鬆症	あり
		ボノテオ錠1mg	ミノドロン酸	骨粗鬆症	あり
		リカルボン錠1mg	ミノドロン酸	骨粗鬆症	あり
		アクトネル錠2.5mg	リセドロン酸	骨粗鬆症	あり
		ベネット錠5mg	リセドロン酸	骨粗鬆症	あり
	1日1回（休薬期間あり）	ダイドロネル錠200mg	エチドロン酸	骨粗鬆症	あり
骨吸収抑制（SERM）	1日1回	エビスタ錠	ラロキシフェン塩酸塩	閉経後骨粗鬆症	なし
		ビビアント錠	バゼドキシフェン	閉経後骨粗鬆症	なし
活性型ビタミンD₃製剤	1日1回	ワンアルファ錠	アルファカルシドール	骨粗鬆症（3μgカプセルを除く）	なし
		アルファロールカプセル	アルファカルシドール	骨粗鬆症（3μgカプセルを除く）	なし
		ロカルトロールカプセル/注	カルシトリオール	骨粗鬆症	なし
		エディロール	エルデカルシトール	骨粗鬆症	なし
ビタミンK₂製剤	1日1回	グラケーカプセル	メナテトレノン	骨粗鬆症での骨量・疼痛の改善	なし

表4 主な骨粗鬆症治療薬（注射薬）一覧．＊骨粗鬆症治療剤一覧（監修：総合守谷第一病院薬剤科，平林宏之氏〔みらいの丘整形外科〕）をもとに引用・改変．

注射薬					
薬剤	投薬頻度	製品名	一般名	適応	顎骨壊死リスク
骨吸収抑制（ビスホスホネート系）	年1回	リクラスト点滴静注液5mg	ゾレドロン酸	骨粗鬆症	あり
	月1回	ボンビバ静注1mg シリンジ	イバンドロン酸	骨粗鬆症	あり
	4週1回	ボナロン点滴静注バッグ 900μg	アレンドロン酸	骨粗鬆症	あり
骨吸収抑制（抗RANKL抗体）	半年1回	プラリア皮下注60mg シリンジ	デノスマブ（遺伝子組換え）	骨粗鬆症	あり
骨形成促進＋骨吸収抑制（抗スクレロスチン抗体）	月1回	イベニティ皮下注105mg シリンジ	ロモソズマブ（遺伝子組換え）	骨折の危険性の高い骨粗鬆症	明らかでない
骨形成促進（副甲状腺ホルモン）	週1回	テリボン皮下注56.5μg	テリパラチド酢酸塩	骨折の危険性の高い骨粗鬆症	なし
	週2回	テリボン皮下注28.2μg オートインジェクター	テリパラチド酢酸塩	骨折の危険性の高い骨粗鬆症	なし
	毎日	フォルテオ皮下注キット 600μg	テリパラチド（遺伝子組換え）	骨折の危険性の高い骨粗鬆症	なし
	毎日	テリパラチドBS皮下注キット 600μg	テリパラチド（遺伝子組換え）	骨折の危険性の高い骨粗鬆症	なし
	毎日	オスタバロ皮下注カートリッジ 1.5mg	アバロパラチド酢酸塩	骨折の危険性の高い骨粗鬆症	なし

抜歯時の注意事項

（1）口腔外科との連携
抜歯前に潜在的にすでに顎骨壊死を来たしている場合があるので，**①BPが長期間投与され，エックス線で骨硬化像を認める場合，②高用量のARAを投与されているがん患者，③コルチコステロイドや血管新生阻害薬を併用している，④血糖コントロールが不良な糖尿病患者**など，MRONJ発症リスクが高いと思われる抜歯は，口腔外科に依頼したほうがよい．

近年，外科的治療が有効であるとの報告が増え，MRONJの多くは治療可能な疾患であることが明らかになってきた[1, 2]．顎骨壊死を発症した場合には，すぐに口腔外科に対診する．

（2）抜歯時，文書によるインフォームド・コンセントの取得が望まれる．

（3）**抗菌薬の予防投与**の有効性については明らかではないが，侵襲的歯科外科処置前日から4日間抗菌薬を投与したほうが，MRONJ発症はなかったとの報告もある[9]．

（4）抜歯後，骨露出しないように骨鋭縁は削去する．抜歯窩の閉鎖法に関しては，MRONJ予防のためには閉鎖創とし，抜歯窩の骨を露出させないことが重要であるという報告と，血餅の保持に気を配れば開放創でも問題がないとの報告もある[10]．筆者は，無理に粘膜骨膜弁で完全閉鎖する必要はないが，吸収性ゼラチンスポンジやアテロコラーゲンを挿入して縫合し，なるべく閉鎖創としている（**図9，10**）．

（5）ARA投与中の抜歯後には治癒が遅延する場合があるので，上皮化が十分完了し，抜歯窩が閉鎖したことを確認する．

5-4 インプラント手術時の対応

高用量 ARA 投与患者（がん患者）

高用量の ARA を投与されている患者は，顎骨壊死のリスクが高いので（図11），ブリッジや義歯の代替治療があることから，**歯科インプラント埋入手術は行うべきではない**[2]．また，インプラント治療後にがんで ARA が投与されることもあるので，がん患者では ARA の治療が開始されていないかに留意する．その場合は，患者に顎骨壊死のリスクを説明し，患者自身の口腔清掃やメインテナンスを怠らないようにする．

低用量 ARA 投与患者（骨粗鬆症患者など）

インプラント治療は禁忌ではないが，患者に顎骨壊死発症とインプラント喪失のリスクについて説明し，同意を得て，医科歯科連携により十分協議したうえでインプラント治療を進めるか否かを決定する[1,11]．インプラント治療を行う場合，患者が服用を継続する可能性もあるので，患者に**累積投与量により顎骨壊死のリスクが高くなる**こと，長期的なインプラントトラブルの可能性を説明し，同意を得て，定期的なリコールを行う必要がある．

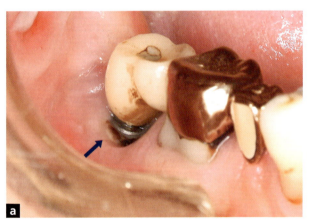
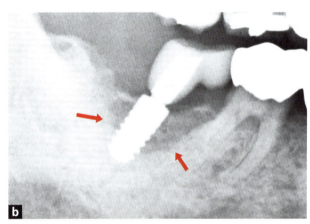
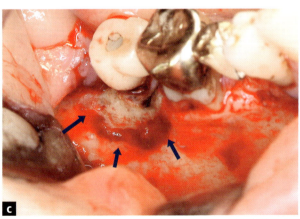
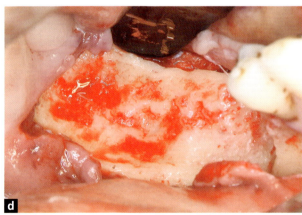

図11a～d 前立腺がん骨転移で Dmab 投与中，近在歯科でインプラント埋入後，顎骨壊死を発生した．7 部インプラント周囲に腐骨が露出している（**a**, 矢印）．パノラマエックス線写真で，インプラント周囲の骨は吸収し（**b**, 矢印），周囲に硬化像を認めた．全身麻酔下にて，歯肉を切開，粘膜骨膜弁を剥離翻転すると，インプラント周囲の腐骨は分離していた（**c**, 矢印）．病変が 6 に及んでいたため，同歯を抜歯し，下顎辺縁切除術を施行した（**d**）．近年，MRONJ の治療は外科療法が有効とされているので，口腔外科専門医に対診する．

① BP 投与患者

BP 治療前に埋入し，十分なメインテナンスが行われている場合は，インプラントは MRONJ 発症のリスク因子とはなりにくい．しかし，長期間，機能的荷重が加わった場合や，インプラント周囲炎を発生した場合には，顎骨壊死を発症するリスクがあるので注意する．BP 治療中あるいは治療後に装着したインプラントは顎骨壊死のリスク因子となる可能性が高い．BP 継続下にインプラント周囲炎を起こしたインプラントを除去する場合は，顎骨壊死を発症する可能性がある（**CHAPTER 6** 症例1）．

② Dmab 投与患者

Dmab は，BP と作用機序が異なり，血中半減期は約1か月で，休薬して6か月以内に Dmab の骨吸収抑制効果はほとんどなくなってしまう．よって，インプラント治療に対する対応も BP 投与患者と異なる可能性がある．しかし，Dmab 患者のインプラント治療の可否に関しては**エビデンスが不十分**である．

インプラント埋入時の ARA の予防的休薬

インプラント埋入時の ARA の予防的休薬に関しては，日米のポジションペーパーには記載がなく，また，エビデンスも乏しい．ARA が低用量の場合には休薬なしで埋入してもよいと思われるが，リスク因子がある場合には留意する（**表1**〔P64〕）．また，エックス線所見で埋入部位に骨硬化像がある場合は，オッセオインテグレーションが得られないだけではなく，MRONJ を発症する可能性があるので，インプラント手術の可否に関しては充分に検討する．

参考文献

1. Ruggiero SL, Dodson TB, Aghaloo T, Carlson ER, Ward BB, Kademani D. American Association of Oral and Maxillofacial Surgeons' Position Paper on Medication-Related Osteonecrosis of the Jaws-2022 Update. J Oral Maxillofac Surg. 2022 May;80(5):920-43.
2. 顎骨壊死検討委員会．薬剤関連顎骨壊死の病態と管理：顎骨壊死検討委員会ポジションペーパー2023．
3. BRONJ 治療に関する実態調査．http://www.jsoms.or.jp/medical/wp-content/uploads/2016/06/bronj_jsoms_201512(2021年7月10日アクセス)
4. Marx RE(著)，日本口腔外科学会(翻訳監修)．顎骨壊死を誘発するビスフォスフォネート経口薬あるいは静注薬 歴史，病因，予防，治療．東京：クインテッセンス出版，2009．
5. 矢郷香，柴秀行，他．外科処置を行ったビスフォスフォネート製剤による顎骨壊死の5例．日有病歯誌．2009; 18: 119-29.
6. 矢郷香．CHAPTER4 臨床家のための最新2014年の AAOMS ポジションペーパーの解説① MRONJ の診断と治療指針．In：柴原孝彦，岸本裕充，矢郷香，野村武史．薬剤・ビスフォスフォネート関連顎骨壊死 MRONJ・BRONJ 最新 米国口腔顎顔面外科学会と本邦の予防・診断・治療の指針．東京：クインテッセンス出版，2016：58-81.

7. 岸本裕充(監)．薬剤関連顎骨壊死の病態と管理：顎骨壊死検討委員会ポジションペーパー2023 改定のポイント．第一三共．
8. Hasegawa T, Hayashida S, Kondo E, Takeda Y, Miyamoto H, Kawaoka Y, Ueda N, Iwata E, Nakahara H, Kobayashi M, Soutome S, Yamada SI, Tojyo I, Kojima Y, Umeda M, Fujita S, Kurita H, Shibuya Y, Kirita T, Komori T; Japanese Study Group of Co-operative Dentistry with Medicine (JCDM). Medication-related osteonecrosis of the jaw after tooth extraction in cancer patients: a multicenter retrospective study. Osteoporos Int. 2019 Jan;30(1):231-9.
9. Montefusco V, Gay F, Spina F, Miceli R, Maniezzo M, Teresa Ambrosini M, Farina L, Piva S, Palumbo A, Boccadoro M, Corradini P. Antibiotic prophylaxis before dental procedures may reduce the incidence of osteonecrosis of the jaw in patients with multiple myeloma treated with bisphosphonates. Leuk Lymphoma. 2008 Nov;49(11):2156-62.
10. 山崎裕，佐藤淳，大賀則孝，宮腰昌明，秦浩信，浅香卓哉，足利雄一，鄭漢忠，北川善政．3年以上の経口ビスフォスフォネート製剤服用患者における抜歯後治癒経過に関する後ろ向き調査研究．日口外誌．2014; 60(9): 514-21.
11. 矢郷香，川本義明他．骨吸収抑制薬投与患者の歯科インプラント治療に関して．顎顔面インプラント誌．2020; 19: 271-82.

CHAPTER 6

MRONJ
発症後の治療
──指針と症例アーカイブ

柴原孝彦
東京歯科大学名誉教授

岸本裕充
兵庫医科大学医学部歯科口腔外科学講座

矢郷　香
国際医療福祉大学三田病院歯科口腔外科

野村武史
東京歯科大学口腔腫瘍外科学講座 / 口腔がんセンター

6-1 症例1 乳がん骨転移に対して ARA 休薬なしで MRONJ の治療を行った症例

柴原孝彦

初診時の状態

患者 74歳，女性．
主訴 下顎右側小臼歯抜歯後の治癒不全．
現病歴 約3か月前に 5| が破折のため，近在歯科で抜歯した．その後，抜歯窩の治癒不全をきたした．経過をみていたが排膿が止まらず，症状も改善しないため，当科紹介され来院した．
原疾患 乳がん．
服薬歴 骨転移，分子標的薬，抗腫瘍薬，抗エストロゲン薬．
リスク因子 高用量 ARA．

ARA 処方理由 多発性骨転移．
ARA 歴 ゾレドロネート（ゾメタ®）4mg，6か月間．その後，デノスマブ（ランマーク®）120mg，月1回，2年間に移行．
生活歴 喫煙歴なし，飲酒歴なし，口腔衛生状態は良，義歯なし．
画像所見 当該部の骨は吸収し，分離骨片が観察される．6| までの骨髄炎様所見を確認．下顎管への交通はない（図2）．
臨床的症状 当該部の骨面露出，排膿を観察，下歯槽神経麻痺はない（図3）．

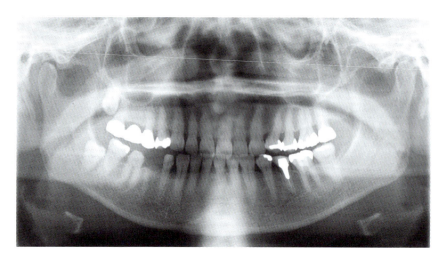

図1 5| 抜歯前の画像．

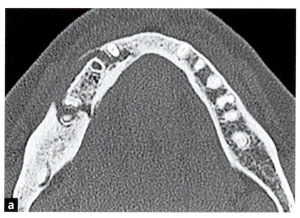

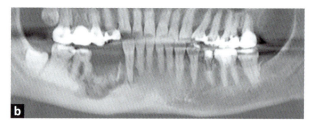

図2a, b 当科来院時の CT 検査では，当該部の骨は吸収し，分離骨片が観察された．6| までの骨髄炎様所見を確認．下顎管への交通はない．ステージ2と診断．

CHAPTER 6 MRONJ発症後の治療

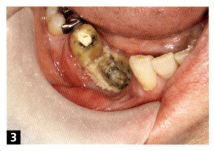
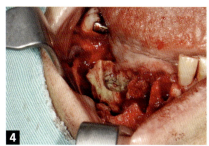

図3 当該部の骨面露出，排膿を観察．下歯槽神経麻痺はない．
図4 患者全身状態も良好なため，6543｜の抜歯と，分離骨除去と掻爬術を局麻下において行った．

MRONJへの対応

経　過　同時期のCT検査で分離骨を確認，ステージ2と診断（**図2**）．BP製剤，抗RANKL抗体・デノスマブ処方歴のある患者の抜歯に際して，術後感染の注意に欠けていた．

ステージ　抜歯後の来院時はステージ2（抜歯前はステージ0〔日本版PP 2016〕）．

治療内容　患者全身状態も良好なため，6543｜の抜歯と，分離骨除去と掻爬術を局麻下において行った（**図4**）．腐骨除去と掻爬術を行う．下顎管への交通はない．このまま経過観察とする．術前投与，完全閉鎖をする．腐骨除去時にAMPCを1週間経口投与する．

治療の概要　ステージ2に対して外科療法を選択し，良好な結果を得た．

ARA休薬　（期間と再開の有無）休薬なし．

予　後　創面の閉鎖状態は良好，術後6か月の口腔内と画像所見を示す（**図5，6**）．

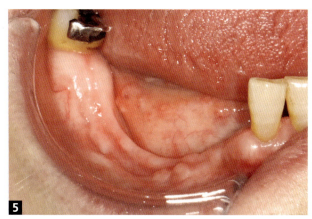

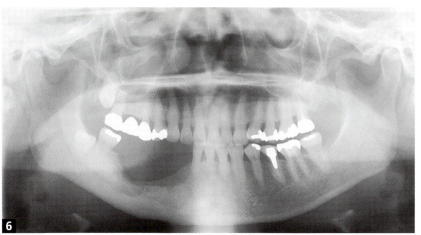

図5, 6　術後6か月の口腔内とパノラマエックス線画像所見．

> **comment**
>
> 　ステージ0（日本版PP 2016）の病態に気づかず5｜残根を抜歯し，MRONJのステージの進行を来たした症例．ARA処方中の画像確認の重要さを再認識した症例であった．抜歯時に抗菌薬投与なく，開放創で対応したとのこと．画像所見から遠心隣在歯の抜歯とともに分離骨除去が功を奏したと考える．BPから抗RANKL抗体への移行症例はとくに注意を要する．

6-2 症例2　ステージ0で受診後，ステージ2が顕在化した症例

岸本裕充

初診時の状態

患　者　77歳，男性．
主　訴　下顎右側大臼歯部の疼痛．
原疾患　前立腺がん．リュープリン注射．
服薬歴　デノタスチュアブル配合錠®．痛風に対しトピロリック錠®．
リスク因子　デノスマブ(高用量)．
ARA処方理由　前立腺がんの骨転移．
ARA歴　デノスマブ(高用量)投与中(約3年)．
生活歴　喫煙歴なし．機会飲酒．

画像所見　8̄｜の水平埋伏を認める(**図1**)．
現病歴　下顎右側大臼歯部の疼痛を自覚し，近在歯科を受診．6̄｜の咬合調整を受けるも改善なく，精査，加療を希望して当科を受診．
臨床的症状　8̄7̄｜に軽度の発赤，圧痛を認める．骨露出・瘻孔なし．Vincent症状なし．

MRONJへの対応

経　過　1週間後に再診すると，8̄｜舌側に骨露出が生じていた(**図2b**，**図3**)．FDG/PETでも集積＋＋(**図4**)．

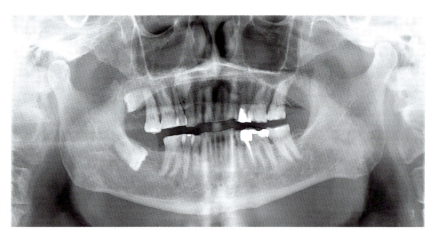

図1　パノラマエックス線写真から，骨露出部の骨側に完全埋伏智歯を確認した．

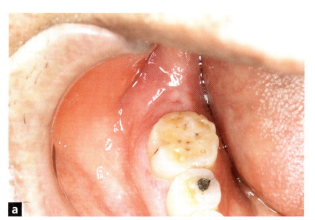
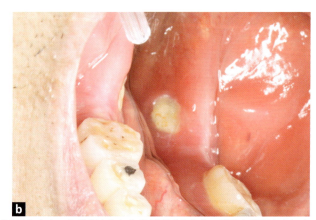

図2a, b　骨露出はないが，発赤，疼痛あり(**a**)．その後，1週間前にはみられなかった炎症をともなう骨露出を生じ，発赤と疼痛をともなうが，排膿はみられなかった(**b**，ミラー像)．

CHAPTER 6　MRONJ 発症後の治療

ステージ　ステージ0（日本版 PP 2016）⇒　ステージ2.
ARA 休薬　MRONJ の診断確定後，治療的休薬を開始.
治療内容　8⏌抜歯と下顎管へ侵襲が及ばない範囲で骨を削合した．その後，6⏌遠心に骨を触知する瘻孔の形成を認め，Vincent 症状が出現した．初診から1か月後，全身麻酔下で8⏌を抜歯し，最小限掻爬した．歯冠周囲の壊死骨には，8⏌舌側に黒変が目立ったが Vincent 症状はなかった．手術の翌月には排膿はなかったが，骨を触知する瘻孔が見られた．このころから Vincent 症状が生じ，鎮痛薬で痛みをコントロールした．3か月経過しても Vincent 症状は続き，局所麻酔下で壊死骨の再掻爬を行った．3か月後には歯肉も完全閉鎖し，Vincent 症状も消失し，寛解した.
予　後　経過良好である（**図5**）．

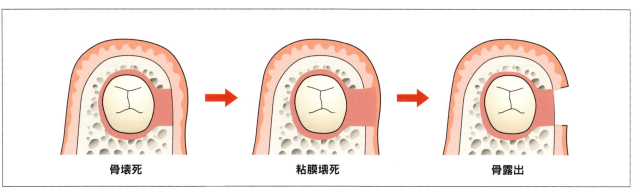

図3　骨露出が出現するイメージ．本症例は埋伏歯による感染由来による骨壊死が先行し，粘膜壊死，骨露出が生じたケースと考えられた．根尖病変の感染に由来する骨壊死が生じ，粘膜壊死，骨露出が生じるケースが考えられる．

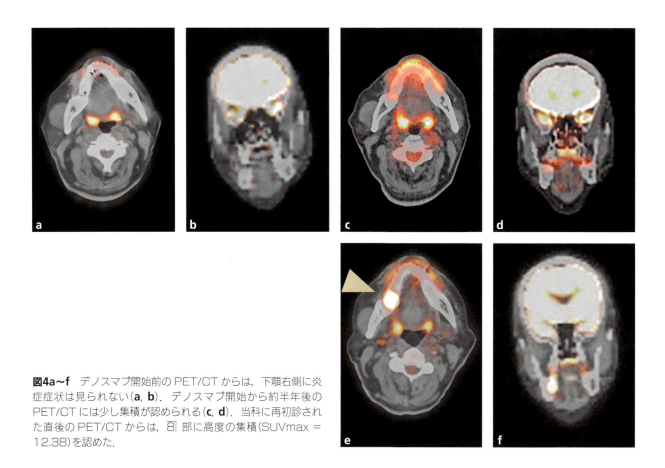

図4a～f　デノスマブ開始前の PET/CT からは，下顎右側に炎症症状は見られない（**a**, **b**）．デノスマブ開始から約半年後の PET/CT には少し集積が認められる（**c**, **d**）．当科に再初診された直後の PET/CT からは，8⏌部に高度の集積（SUVmax = 12.38）を認めた．

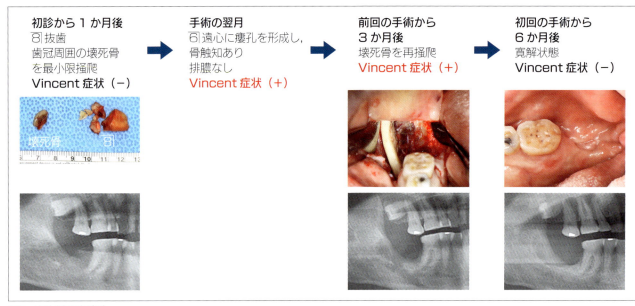

図5 本症例の時系列.

comment

完全埋伏歯であっても，MRONJの原因となり得るため，ARAを始前に積極的に抜歯するかはともかくとして，定期的な経過観察は必要である．FDG/PETや骨シンチグラフィなどで，顎骨に軽度の集積を認めた場合には，歯科口腔外科での精査を推奨すべきであろう．

point　骨切除の範囲

前提として，腐骨(sequestrum)と壊死骨(nectrotic bone)は，本来は区別して使用したほうが良いと思う．腐骨も壊死しているが，腐骨形成，腐骨分離，と使用されるように，形成過程が重視されている用語と考える．

削除範囲については，パノラマエックス線画像やCTで骨融解や腐骨分離を認める場合，感染している軟組織を確実に掻爬し，周囲骨を骨ノミなどで薄く骨削除して病理検査に提出する．骨硬化像を示す部分は健常ではないが，骨面からの出血が乏しくても壊死しているとも限らないので，積極的には切除範囲に含めない．

画像上壊死の範囲を判断しにくい場合は積極的には手術をしないが，何らかの理由で手術が必要ならば(原因か結果かは不明〔注：骨が壊死したから露出 or 露出が持続したら壊死する〕であるが)，露出している骨は壊死していることから，露出部から周囲5mm程度のマージンをつけ，深さは骨の強度などが維持できる範囲にとどめて，ブロック状に切除する．

6-3 症例3　ステージ0の病態から抜歯によりMRONJが顕在化した症例

野村武史

初診時の状態

患　者　72歳，男性(**図1**)．
主　訴　6̲の痛み．
現病歴　2か月前に歯周病のため，紹介元で術後抗菌薬投与のみで6̲を抜歯．その後，抜歯窩の治癒不全，排膿のため来院した．
原疾患　前立腺がん．2年前にステージ4の診断のもとに外科療法，その後，ホルモン療法を継続中．
服薬歴　女性ホルモン剤(経口)を3年間継続投与．
リスク因子　とくになし．
ARA処方理由　多発骨転移．
ARA歴　デノスマブ(ランマーク)120mg，4週に1回，2年間．
生活歴　喫煙歴なし，飲酒歴なし，口腔衛生状態やや不良，義歯なし，褥瘡なし．
画像所見　下顎左側臼歯部に骨硬化像，分離骨を認める．下顎管には及んでいない(**図2，3**)．
臨床的症状　下顎左側臼歯部の骨面露出．排膿はあるが疼痛はない(**図2**)．

MRONJへの対応

ステージ　ステージ0(日本版PP 2016) ⇒ ステージ2．
ARA休薬　休薬なし．
治療内容と経過　来院時には，骨面露出と一部排膿を認めた．同時期のCT検査で分離骨を確認し(**図3**)，ステージ2と診断した．早期の腐骨除去術が必要と考えた．患者の全身状態は良好なため，分離骨除去と周囲骨の一層の削除を局所麻酔下にて行った(**図4**)．下顎管の露出は認めず，完全閉創した．腐骨除去時にAMPC(アンピシリン[サワシリン®])を術前から投与し，その後，1週間継続投与した．
治療の概要　ステージ2に対して外科療法を選択し，良好な結果を得た．
予　後　創面の閉鎖状態は良好で，術後1年の画像所見でも良好な骨の状態を確認できる(**図5**)．

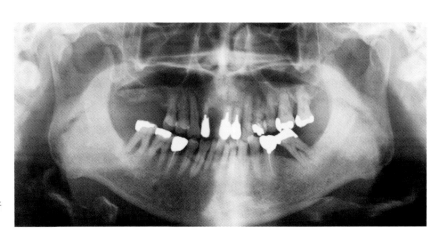

図1　6̲抜歯前のパノラマエックス線画像所見(前医より許可を得て掲載)．

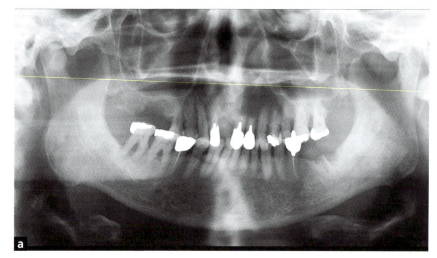

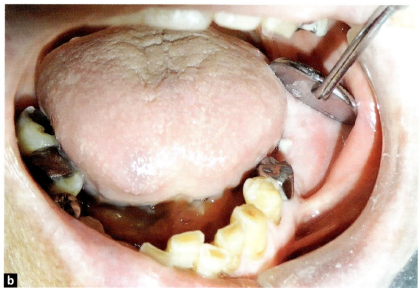

図2a, b 下顎左側臼歯部の骨面露出．排膿はあるが疼痛はない．

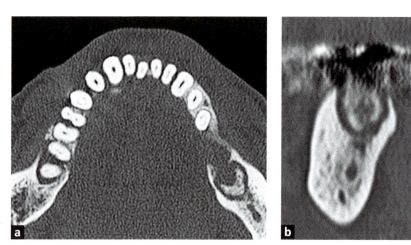

図3a, b 下顎左側臼歯部に骨硬化像，分離骨を認める（a）．下顎管には及んでいない（b）．

CHAPTER 6 MRONJ発症後の治療

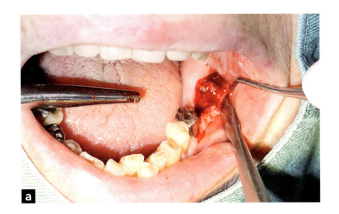
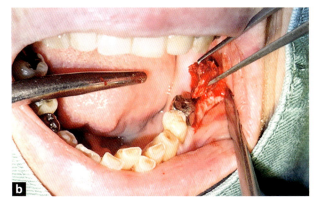
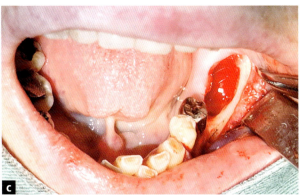

図4a〜c 周囲骨のグライディングも含め，腐骨除去術を行った．

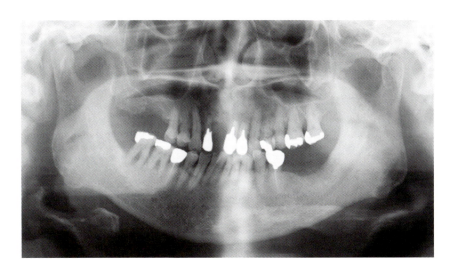

図5 腐骨除去術後1年，経過良好である．

> **comment**
>
> ステージ0（日本版PP 2016）と思われる病態から6を抜歯し，MRONJと診断した症例である．高用量ARA投薬中であったが休薬はできず，外科的治療を優先して治癒に導いた症例である．

89

6-4 症例4　ARAを中止しているにもかかわらず発症した症例

柴原孝彦

初診時の状態

患者　98歳，女性．

主訴　口蓋隆起，および上顎左側臼歯部（口蓋側）の骨露出．

原疾患　骨粗鬆症，糖尿病，腎・心不全，アルツハイマー型認知症．

服薬歴　抗血栓薬，血糖降下剤，利尿剤．

リスク因子　糖尿病．腎不全．

ARA処方理由　骨粗鬆症．

ARA歴　デノスマブ（プラリア®）60mg，4か月1回，2年間投与されていた．その前にBP製剤投与の期間もあったとのことであるが，詳細は不明であった．

生活歴　喫煙歴なし，飲酒歴なし，口腔衛生状態は不良，義歯なし．重度認知症のため，特別養護老人ホーム（特養）に入所中．訪問医から口蓋の骨露出を指摘されて来院した．

画像所見　有茎性の著明な口蓋隆起があり，内部に骨吸収，分離像が観察される．上顎左側臼歯部では骨硬化像が認められる（**図1**）．

臨床症状　口蓋隆起と上顎臼歯部（口蓋側）において骨露出を認める．排膿，疼痛はない（**図2**）．

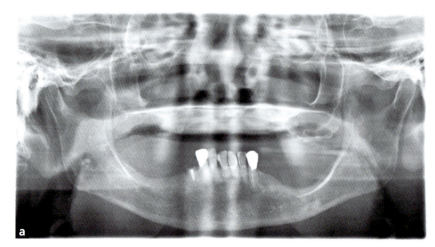
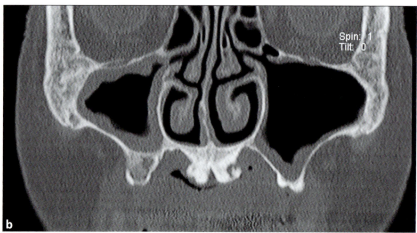

図1a, b　有茎性の著明な口蓋隆起があり，内部に骨吸収，分離像が観察される．上顎左側臼歯部では骨硬化像が認められる．

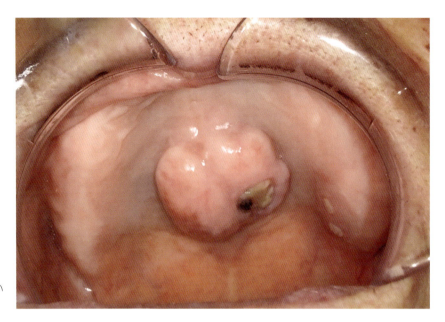

図2 口蓋隆起と上顎臼歯部(口蓋側)において骨露出を認める．排膿，疼痛はない．

MRONJへの対応

経　過　発症時期は不明．訪問診療時に偶然指摘されたとのこと．感染兆候は以前からなし，食事摂取量の減少もない．認知症も進み自立が不可，意思疎通も困難．腎不全，心不全があり，積極的な治療は困難．施設では洗浄などもなく，経過観察．生命予後はきわめて厳しい状況．

患者の全身状態，家族の意向も踏まえ経過観察し，病態の把握に終始した．

ステージ　ステージ1．

ARA休薬　1年前から投与なし，内科主治医の判断で休薬中(MRONJの認識は不明)．

治療の概要　ステージ1に対して経過観察，局所洗浄を施行．症状は不変．

予　後　口腔内および画像所見に変化はない．

comment

発症時期は不明だが，BP製剤と抗RANKL抗体(デノスマブ)を中止しているにもかかわらず発症した．ARAがいかに長く宿主に関与するかを示した症例と考える．骨隆起も危険因子となることを再認識できた症例であった．

6-5 症例5 義歯の褥瘡からMRONJを発症した症例

柴原孝彦

初診時の状態

患　者　92歳，女性．
主　訴　下顎左側前歯部の腫脹．
現病歴　約1か月前から腫脹を自覚したため，当科を紹介され来院した．3年前に下顎左側前歯部の抜歯後，義歯を装着した．
原疾患　骨粗鬆症，高血圧症．
服薬歴　降圧剤，胃腸薬(10年間服用)．
リスク因子　とくになし．
ARA処方理由　骨粗鬆症．
ARA歴　デノスマブ(プラリア®)60mg，6か月に1回皮下注，3年間．
生活歴　喫煙歴なし，飲酒歴なし，口腔衛生状態は良，義歯あり，褥瘡あり．
画像所見　⌐3部に骨硬化像，分離骨を認める(図1, 2)．

臨床的症状　下顎左側前歯部歯肉の腫脹，犬歯相当部に瘻孔を認めるが，排膿はない(図3)．

MRONJへの対応

経　過　抗菌薬(アモキシシリン[サワシリン®])の投与を行い，症状の緩解を認めたが，再燃をくり返していた．瘻孔を認め，ゾンデ挿入で骨面触知した．排膿は認めない．CT検査で分離骨を確認した．紹介元では抗菌薬投与と局所洗浄のみを継続した．
ステージ　ステージ1．
ARA休薬　休薬なし．
治療内容　局所麻酔下にて分離骨除去と掻爬術を行った．粘膜骨膜弁を形成し，壊死骨を露出させた．粘膜骨膜弁の翻転により，分離骨片は容易に確認できた．健常骨との間に肉芽があり，易出血性．オトガイ孔の交通はなく，

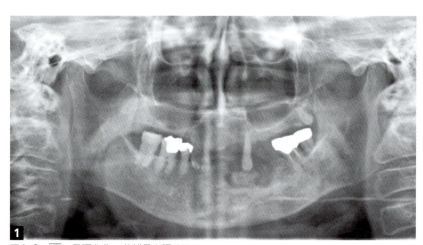
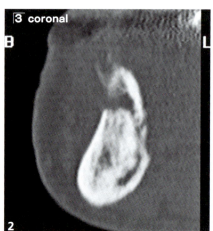

図1, 2　⌐3に骨硬化像，分離骨を認める．

CHAPTER 6 MRONJ発症後の治療

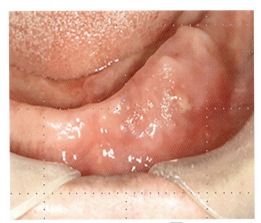
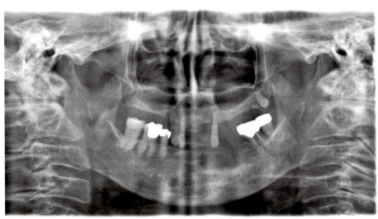

図3 下顎左側前歯部歯肉の腫脹，|3 相当部に瘻孔を認めるが，排膿はない．

図4 術後6か月の画像所見．

腐骨を除去するのみで周囲骨削去は行わなかった．腐骨除去時に AMPC（アモキシシリン［サワシリン®］）を1週間経口投与した．

治療の概要　ステージ1に対して保存療法（腐骨除去術のみ）を選択し，良好な結果を得た．

予　後　創面の閉鎖状態は良好である．

> **comment**
>
> 義歯の褥瘡から発症した症例．長期プラリア®処方症例であったが，休薬なく，皮下注の中間時期に処置を行って寛解を得た．術後6か月の画像所見を示す（**図4**）．高齢であっても，リスク因子がなければ，外科的処置の選択も有効であったと考える．

6-6 症例6　インプラント周囲炎からMRONJを発症した症例

柴原孝彦

初診時の状態

患　者　78歳，女性．
主　訴　上顎右側臼歯部の違和感．
原疾患　大腸がん（2年前に治療は終了）．
リスク因子　とくになし．
ARA処方理由　多発骨転移．
ARA歴　ゾレドロネート（ゾメタ）4mg，4週に1回，1年間
生活歴　喫煙歴なし，飲酒歴なし，口腔衛生状態やや良，義歯あり，褥瘡あり，上顎右側臼歯部に歯科インプラントを10年前に埋入．
臨床的症状　上顎右側最後臼歯部の骨面露出が認められる．排膿はない．隣在インプラント周囲炎様の所見を示す（**図1**）．
画像所見　上顎右側最後臼歯部に骨吸収所見を認める．隣在のインプラント周囲の骨透過像，上顎洞粘膜の肥厚が認められる（**図2, 3**）．
現病歴　約6か月前から当該部の違和感を自覚し，その後，同部の骨面露出を認めた．近在歯科で局所洗浄を行っていたが，縮小傾向がないため，当科を紹介され来院した．露出骨面の分離はなく，排膿などの炎症所見も認めない．

MRONJへの対応

ステージ　ステージ1．
ARA休薬　（期間と再開の有無）休薬なし．
治療内容と経過　患者病態を考慮し，イソジンによる局所洗浄を4週間継続した．腐骨の分離を認めたため，局麻下において腐骨除去と搔爬術，およびインプラント除去を行った．上顎洞への穿孔はなく，このまま経過観察とした．腐骨除去時にAMPC（アモキシシリン［サワシリン®］）を2週間経口投与した．インプラント周囲炎に対しては洗浄のみを継続した．
治療の概要　ステージ1に対して保存療法を先行し，その後，腐骨除去術を行い，寛解した．
予　後　露出骨の分離が見られた．創面の閉鎖状態は良好である．

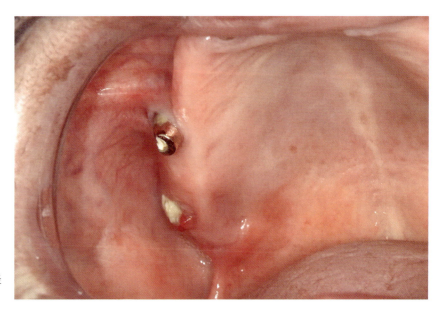

図1　露出骨面の分離はなく，排膿などの炎症所見もない．

CHAPTER 6　MRONJ 発症後の治療

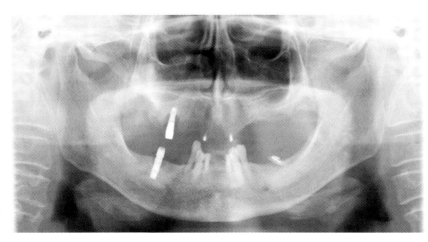

図2　図3と同時期のパノラマエックス線画像．

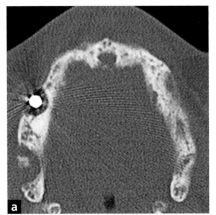
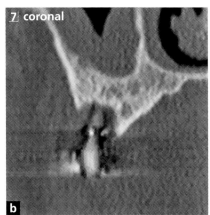
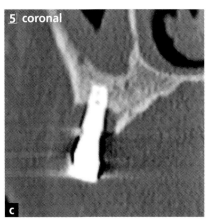

図3a〜c　CT 画像による上顎右側最後臼歯部に骨吸収所見．隣在のインプラント周囲の骨透過像，上顎洞粘膜の肥厚が認められる．

comment

　インプラント周囲炎から発症したと考えられる MRONJ の症例である．同側上顎洞粘膜の肥厚はあるが，鼻症状などはない．遠心部歯槽骨の露出を認める．義歯の褥瘡により発症した病態と考える．外科処置が功を奏したと考える．

6-7 症例7 ステージ1に対して保存療法を選択した症例

柴原孝彦

初診時の状態

患　者　63歳，女性．
主　訴　口蓋部の骨露出．
原疾患　乳がん（外科療法，ホルモン療法）．
服薬歴　女性ホルモン剤（経口），5年間．
リスク因子　とくになし．
ARA処方理由　多発骨転移．
ARA歴　ゾレドロネート（ゾメタ）4mg，4週に1回，3年間．
生活歴　喫煙歴なし，飲酒歴なし，口腔衛生状態やや良，義歯なし，褥瘡なし．
臨床的症状　口蓋隆起相当部と上顎左側臼歯部の被覆粘膜が退縮して骨面露出．疼痛なし，排膿なし．
画像所見　歯根膜腔隙，歯槽硬線，骨梁に異常所見はなし，口蓋隆起および口蓋骨の硬化所見はなし（図1）．
現病歴　数か月前から口蓋骨および歯槽骨の露出を認める．局所洗浄を行っていたが，縮小傾向がないため紹介で来院．露出骨面の分離はなく，排膿などの炎症所見もなし（図1）．

MRONJへの対応

ステージ　ステージ1．

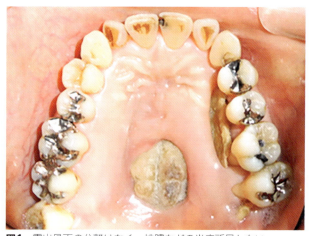

図1　露出骨面の分離はなく，排膿などの炎症所見もない．

ARA休薬　（期間と再開の有無）休薬なし．
治療内容と経過　原疾患の病態を考慮し，保存療法を選択した．骨面の拡大はないが，縮小傾向なく，洗浄のみを継続した（半年）．骨分離所見もなく，経過当初AMPC（アモキシシリン[サワシリン®]）を2週間経口投与するが，症状不変なため中断した．
治療の概要　ステージ1に対して保存療法．
予　後　露出口蓋骨の病態は不変だった．全身状態の悪化で永眠となる．

---

comment

　画像所見から分離像なども観察されなかったため，ステージ1に対して保存療法（抗菌薬投与と局所洗浄）を選択した．原疾患の寛解が得られず，積極的な手術は控えた．画像から骨髄炎様所見はえられなかったが，被覆粘膜の退縮を来した症例．臨床的にも著明な口蓋隆起所見でもないにもかかわらず，MRONJを発症した．

6-8 症例8 ステージ2に対して外科療法を選択し，良好な結果を得た症例

柴原孝彦

初診時の状態

患 者 87歳，女性．

主 訴 上顎右側前歯部の違和感．下唇線維腫治療のため来院．

現病歴 1」動揺を認め，保存不可と診断したため紹介来院した．

原疾患 骨粗鬆症．

服薬歴 降圧剤，睡眠導入剤．

リスク因子 とくになし．

ARA処方理由 骨粗鬆症．

ARA歴 アレンドロン酸35mg，月1回，3年間．

生活歴 喫煙歴なし，飲酒歴なし，口腔衛生状態良，義歯あり，褥瘡なし．

臨床症状 診査時に321」部の骨露出が観察され，当該歯は動揺している．

画像所見 4」，3」は残根状態，1」周囲には骨吸収し，分離骨片が観察される（**図1**）．

MRONJへの対応

ステージ ステージ2．

ARA休薬 休薬あり（術後約2か月が経過し治療を確認後，処方医にARA再開を依頼した．）．

治療内容と経過 紹介元はMRONJの認識はなく，MRONJに対する治療は皆無であった．処方医に連絡し，BMA中止の許可をとる．中止後，3か月間，週1回の局所洗浄を継続．そして4321」を抜歯し（|1，|2も抜歯），腐骨を除去した．抗菌薬は，アモキシシリン(サワシリン®)を術前より投与を開始し，術後1週間継続投与した．創面は完全閉鎖とする．

治療の概要 ステージ2に対して外科療法を選択し，良好な結果を得た．

予 後 創面の閉鎖状態は良好．術後6か月のエックス線画像検査を**図2**に示す．

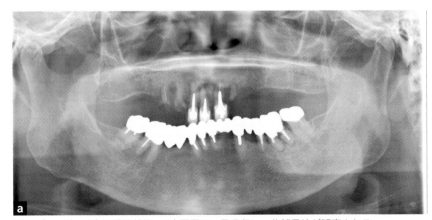
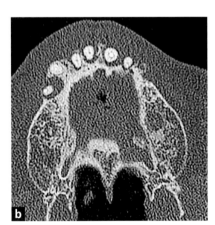

図1a, b 4」，3」は残根状態，1」周囲には骨吸収し，分離骨片が観察される．

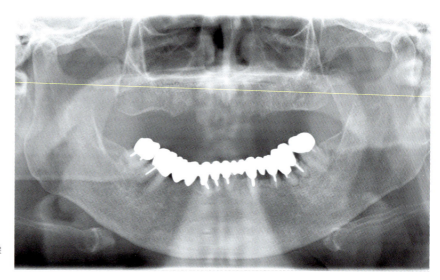

図2 術後6か月のパノラマエックス線画像検査.

comment

　患者の既往症確認は必須である．歯科治療に際してはBP製剤，抗RANK-L抗体に対する注意喚起を徹底させたい．紹介元はMRONJに関する認識がまったくなかった．

point　骨切除の範囲

　ステージ2以上の進展症例に対しては，他の先生方と同様の手法で評価して出血部のある範囲まで切除することが多い．ステージ1または限局した初期のステージ2では，デンタル，パノラマそしてCT撮影を行い，腐骨分離部を描出する．切除に際しては，さらに蛍光機器を用いて健常骨の同定をしている．この原理はテトラサイクリン骨蛍光標識，コラーゲンクロスリンクの青色による蛍光緑色発光を健常と認識して，蛍光ロス部を病的状態と評価する．骨削去には骨バーなどを用い，一層ごとに行う．

6-9 症例9 下顎骨隆起部に発生した症例

矢郷 香

初診時の状態

患 者 82歳，女性．
主 訴 下顎右側骨隆起部の骨露出．
原疾患 骨粗鬆症，乳がん（約20年前に手術．骨転移なし），高血圧症，花粉症．
服薬歴 BP製剤（アレンドロン酸ナトリウム　ボナロン®），イルベサルタン，エペリゾン塩酸塩，トコフェロールニコチン酸エステル，モンテルカスト，エプラジノン塩酸塩，カルボシステイン．
リスク因子 高齢，長期BP製剤服用，下顎骨隆起．
ARA処方理由 骨粗鬆症．

ARA歴 約10年アレンドロン酸ナトリウム（ボナロン®）5mgを毎日服用．
生活歴 喫煙歴なし，飲酒歴あり，口腔衛生状態は良，義歯なし．
画像所見 CTで下顎右側骨隆起部内部に骨吸収像が見られた（**図1b**矢印）．左側にも骨隆起があったが，異常所見はなかった．7̄6̄5̄|ブリッジは不適合で，7̄|根尖部に透過像を認めた（**図1c**内矢印）．
臨床的症状 5̄4̄|舌側骨隆起部に骨露出をみとめ，腐骨を形成していた（**図1a**）．疼痛や排膿はなかった．
現病歴 近在歯科より約12年前には異常所見がなかった下顎右側骨隆起部に骨露出を認め，紹介来院した．

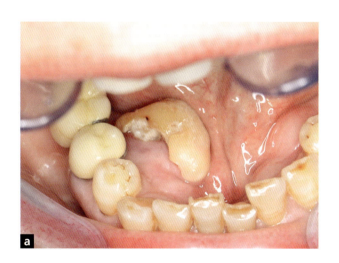
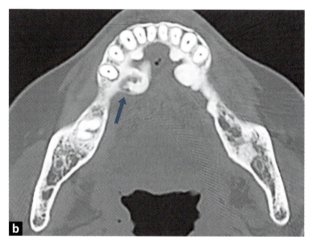
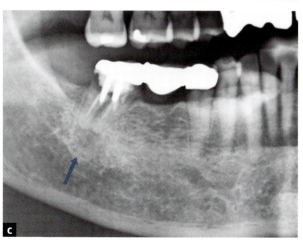

図1 a～c 下顎骨隆起部の顎骨壊死．

図2a～c 術中・術後の口腔内写真，および術後CT．超音波ボーンサージェリーシステム（バリオサージ®）にて骨切削，骨整形を行った（**a**）．術後4か月では骨露出はなく（**b**），CTにおいても腐骨の形成を認めていない（**c**）．

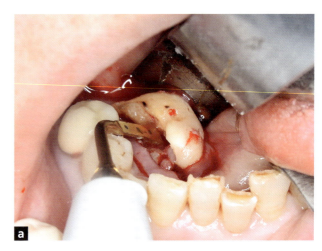

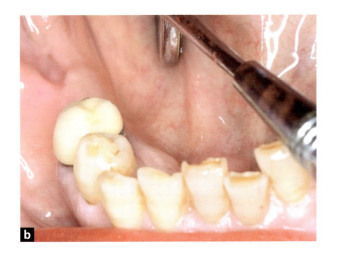

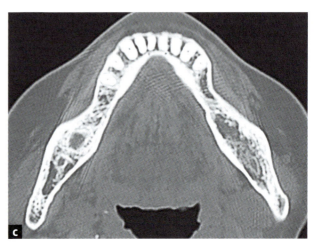

MRONJへの対応

ステージ ステージ1．

ARA休薬 あり（活性型ビタミンD3製剤に変更）．

治療内容と経過 BP製剤を長期服用していたためMRONJを疑い，整形外科に対診し，骨粗鬆症治療薬をBP製剤から活性型ビタミンD3製剤（エルデカルシトール）に変更してもらった．BP中断約3か月後に全身麻酔下にて腐骨除去術を行った（**図2a**）．また，⑦｜は根尖部に透過像を認めたので抜歯および下顎左側骨隆起もMRONJ発症のリスク因子となるので切除した．術後4か月，骨露出はなく，⑦｜抜歯窩の治癒も良好であった（**図2b, c**）．

その後，炎症の再燃はなかった．

治療の概要 医科に対診し，ARAを中断し，活性型ビタミンD3製剤に変更してもらい，BP中断約3か月後に手術を行い，経過良好である．

予後 腐骨除去術を行い，経過良好．

comment

ARA服用前には下顎骨隆起に異常所見はなかった．長期間，ARAが投与される場合もあるので，MRONJ発症のリスク因子となる大きな下顎骨隆起は，ARA投与開始前に切除するのが望ましい．

6-10 症例10 乳がん骨転移に対してARAを休薬し，MRONJの治療を行った症例

柴原孝彦

初診時の状態

患者 72歳，女性．
主訴 4| 抜歯後の治癒不全．
現病歴 約3か月前に 4| を慢性化膿性歯周炎のため抜歯した．その後，抜歯窩の治癒不全，排膿を認めたため，当科を紹介され来院した（**図1, 2**）．当科来院時には，骨面露出と少量の排膿を観察．同時期のCT検査で分離骨を確認し，ステージ2と診断した．MRIではさらに広範囲（8〜1|，|1まで）の骨髄炎様所見を観察した（**図3**）．
原疾患 乳がん．骨転移．
服薬歴 抗腫瘍薬，抗エストロゲン薬．
リスク因子 高用量ARA．
ARA処方理由 多発性骨転移．
ARA歴 デノスマブ（ランマーク®）120mg，月1回，2年間

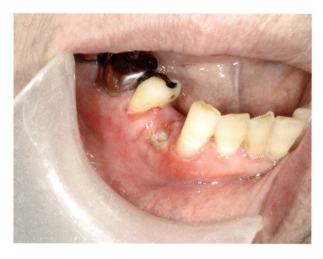

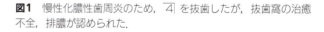

図1 慢性化膿性歯周炎のため，4| を抜歯したが，抜歯窩の治癒不全，排膿が認められた．

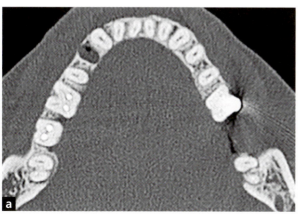

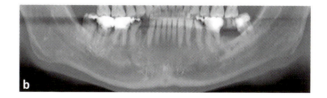

図2a, b 抜歯窩の歯槽硬線は著明，周囲骨の硬化所見がある（a, b）．分離骨片はない．下顎管への交通もない．またCT画像から，抜歯窩周囲に骨硬化像あり．下顎骨体には波及していない．

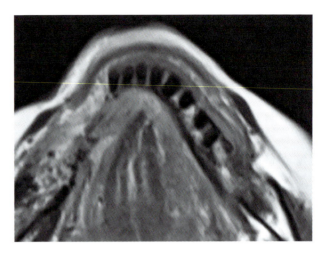

図3 MRIではさらに広範囲8〜1|1 の骨髄炎様所見を観察した.

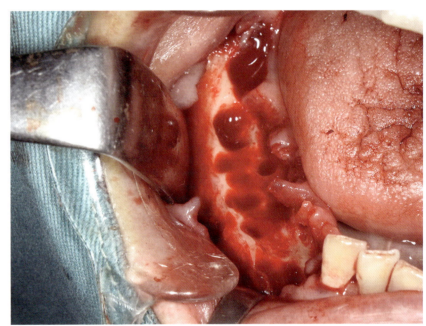

図4 下顎管への交通はない.

生活歴 喫煙歴なし,飲酒歴なし,口腔衛生状態は良,義歯なし.

臨床的症状 当該部の骨面露出,排膿を観察.下歯槽神経麻痺はない.隣在歯の動揺,打診痛などはない.

画像所見 抜歯窩の歯槽硬線は著明,周囲骨の硬化所見がある.分離骨片はない.下顎管への交通もない(**図1, 2**).

MRONJへの対応

ステージ ステージ2.

ARA休薬 (期間と再開の有無)休薬あり.

治療内容と経過 処方医に対診し,全身状態が良好であったため,MRONJの治療を優先しARAを休薬した.8〜1|,|1の抜歯と,周囲骨の削去を局麻下で行った.下顎管への交通はなく(**図4**),創は完全閉鎖とし,抗菌薬アモキシシリン(サワシリン®)を術前より開始し,1週間継続投与した.術後6か月の口腔内とエックス線画像を示す(**図5, 6**).

治療の概要 ステージ2に対して外科療法を選択し,良好な結果を得た.

予後 創面の閉鎖状態は良好,MRONJの再発兆候はない.

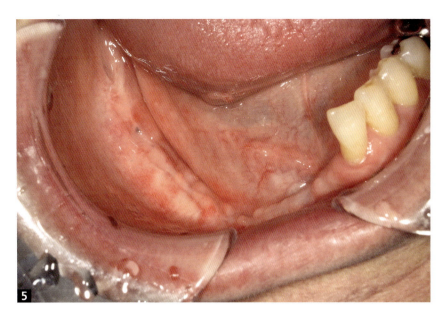
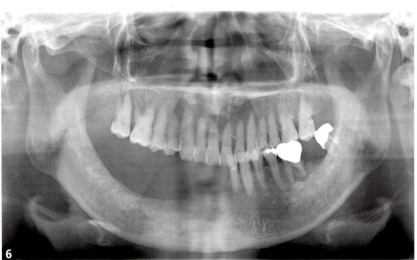

図5, 6 術後6か月の口腔内とパノラマエックス線画像.

> **comment**
>
> 乳がんの骨転移であっても，処方医と適切に連携すれば，より積極的な治療が可能であることを改めて認識できた症例である．

6-11 症例11　区域切除という判断が妥当とも考えられた病変部の段階的壊死骨除去による保存的対応が奏功した症例

岸本裕充

初診時の状態

患　者　80歳，女性．
主　訴　右側下顎部自発痛．
原疾患　多発性骨髄腫．
服薬歴　深部静脈血栓症（DVT）でワルファリン投与中．
MRONJのリスク因子　ゾレドロン酸（高用量）投与歴．多発性骨髄腫の治療中．
ARA処方理由　多発性骨髄腫の治療．
ARA歴　ゾレドロン酸（高用量）投与歴あり（抜歯の4か月前まで約1年半）．
生活歴　喫煙および飲酒歴なし．

現病歴　かかりつけ歯科医で6⎤を抜歯後の治癒不全でBRONJに気づき，病院口腔外科紹介．抜歯窩の洗浄や抗菌薬投与などの保存的対応を試みられたが，痛みが強く（疼痛治療剤トラムセットを使用），画像診断で区域切除（正中から右側下顎枝前縁）が必要との説明を受けた．当科での精査，加療を希望して来院．

画像所見　オトガイ孔の直上に骨融解，腐骨分離を疑わせる像を認める（図1～3）．

臨床的症状　抜歯窩が残存し，骨露出が認められる．Vincent症状（下唇オトガイ部皮膚の感覚鈍麻または麻痺）なし．

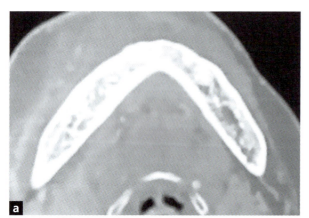
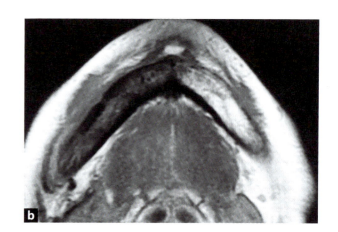

図1a, b　前医でのCTとMRI．

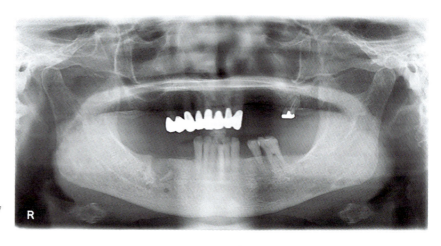

図2　当科初診時に撮影したパノラマエックス線写真．

MRONJへの対応

ステージ MRONJ ステージ2と診断.

ARA休薬 抜歯の4か月前からゾレドロン酸は休薬中で，MRONJの診断後も休薬を継続中.

治療内容と経過 当院でのTc-SPECT/CTでの集積範囲と，前医でのCT，MRIでの所見は，ほぼ一致しており，区域切除という判断は妥当とも考えられた．しかし，Vincent症状はなく，骨髄炎は広範囲であるが，骨の壊死自体は限局しており，抗菌薬の投与と，生検も兼ねた病変部の開放による保存的対応を先行することにした（**図4**）．強度の自発痛は消失し，保存的対応を継続したところ，腐骨分離が徐々に進み（**図5**），2回目の腐骨除去手術を施行した（**図6**）．

予後 寛解.

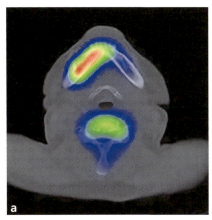 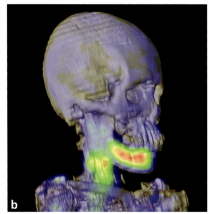

図3a, b 当科でのTc-SPECT/CT.

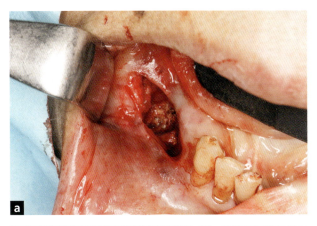 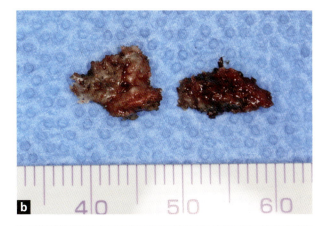

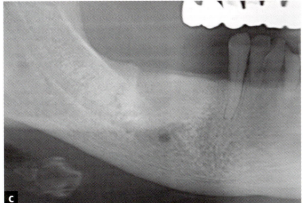 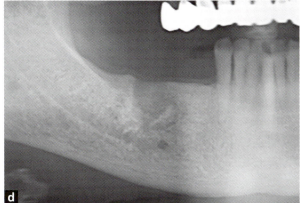

図4a〜d 分離していた腐骨除去術（初回）と不良肉芽の可及的掻爬を行った．**c**：術前，**d**：術後.

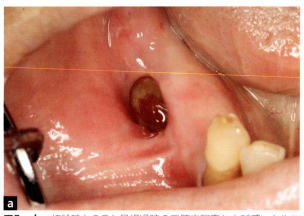
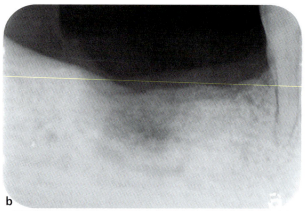

図5a，b 初診時から9か月経過時の口腔内写真およびデンタルエックス線写真．口腔内写真からは遠心部に骨露出が持続している（**a**）．また，デンタルエックス線写真より底部の腐骨が分離傾向にある．

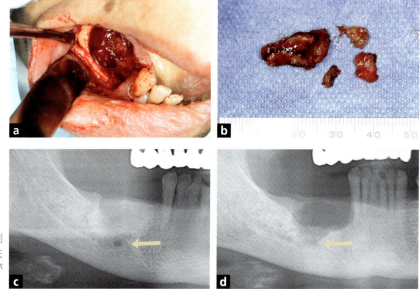

図6a〜d 腐骨除去術（2回目）と周囲骨の削合を行った．術前と比較するとオトガイ孔（矢印）部分まで壊死骨が削除されていることがわかる（矢印）．

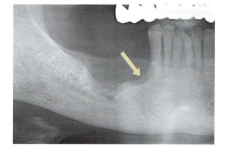

図7 オトガイ孔も含め，骨が再生傾向で，少し回復している（矢印）．

---

comment

顎骨骨髄炎は嫌気的環境の改善が重要．炎症（顎骨骨髄炎）の範囲は，非可逆性である顎骨壊死の範囲よりも広い．Vincent症状を生じてしまうと，治療できても改善しないことが多い（筆者の経験上，症状が残存してしまう）ので，Vincent症状を生じる前に早期発見したい．

CHAPTER 6 MRONJ発症後の治療

6-12 症例12　高齢者で整形外科通院歴のある場合は骨吸収抑制薬の投与を疑う症例

矢郷　香

初診時の状態

患　者　90歳，女性．
主　訴　6┘インプラント周囲歯肉腫脹・疼痛と排膿．
原疾患　心房細動，骨粗鬆症（初診時申告なし），高血圧症，肺がん，髄膜腫（手術療法）．
服薬歴　ワルファリンカリウム，ジゴキシン，カンデサルタンシレキセチル，ニフェジピン，ラニチジン塩酸塩，ブロチゾラム，センノシド A・B カルシウム塩，エチゾラム．
リスク因子　高齢，肺がん．
ARA処方理由　骨粗鬆症．
ARA歴　BP を約3年服用（1回目の腐骨除去術後に服薬が判明した）．
生活歴　喫煙歴なし，飲酒歴なし，口腔衛生状態はやや良，義歯なし．
画像所見　パノラマエックス線写真では，6┘インプラント周囲の骨は吸収していた（**図1**内矢印）．

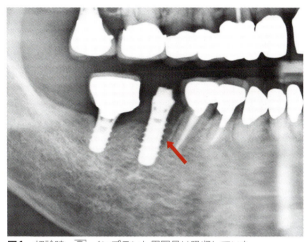

図1　初診時．6┘インプラント周囲骨は吸収していた．

現病歴　約10年前に他院で6┘に埋入したインプラント周囲より排膿を認め，インプラント周囲炎と診断され，近在歯科よりインプラント除去依頼で紹介来院した．問診で骨粗鬆症の既往や骨吸収抑制薬の投与がなかったので，通常のインプラント周囲炎と診断した．
臨床的症状　下顎右側歯肉腫脹・疼痛および排膿．

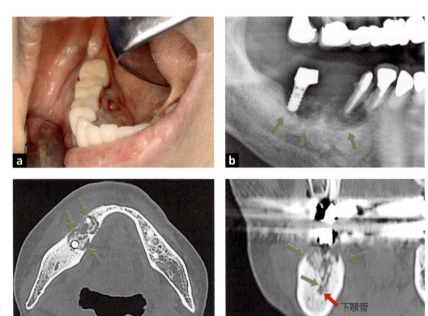

図2a〜d　6┘部インプラント除去約1年後の再初診時．

107

薬剤関連顎骨壊死

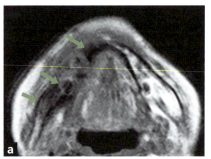
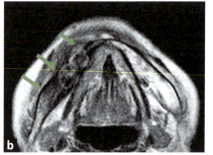
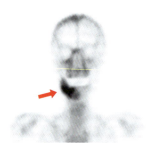

図3a〜c　インプラント除去約1年後再初診時．MRI T1強調像（**a**）．MRI T2強調像（**b**）．99mTcによる骨シンチグラフィ（**c**）．

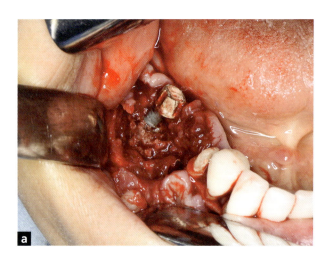

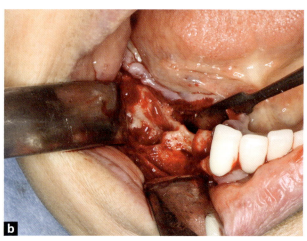

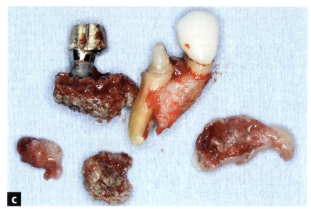

図4a〜c　術中写真と摘出物．

MRONJへの対応

ステージ　ステージ2．

ARA休薬　インプラント除去時には継続，MRONJ発症時には休薬．BMAは術後も中断．

治療内容と経過　抗菌薬を投与し消炎後，内科に対診しワルファリンを一時中断，局所麻酔下に，6⏋インプラント除去術を行った．インプラント除去約1年後に，下顎右側臼歯部の頬舌側歯肉腫脹を認め，再初診となった（**図2a**）．

パノラマエックス線で，⎿4から7⏋部インプラントに及ぶ広範囲の骨吸収像を認めた（**図2b**内黄緑矢印）．CTで，同部頬舌側の骨吸収像がみられ（**図2c, d**内黄緑矢印），骨吸収は一部下顎管まで及んでいた（**図2d**内赤矢印）．MRIは，T1，T2強調像で低信号を示し（**図3a, b**），99mTc骨シンチグラフィでは下顎右側全体に異常集積を認めた（**図3c**）．

医師より肺がんで放射線治療を行い，高齢で心房細動があるため，全身麻酔のリスクがあると指示され，患者も局所麻酔下での処置を希望した．局所麻酔下にて，7⏋インプラント除去と⎿54の抜歯および腐骨除去術を行った（**図4a〜c**）．しかし，術中，下顎管近くの部位は患者が痛がり，可能な限り腐骨を除去したが，局所麻酔下での処置には限界があった．約3か月後に7⏋部の歯肉腫脹を認めた（**図5a**）．CT前頭断では，下顎管上部

CHAPTER 6 MRONJ 発症後の治療

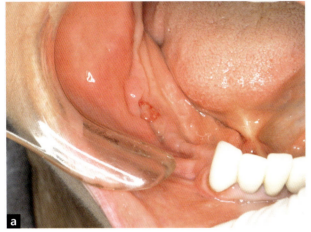
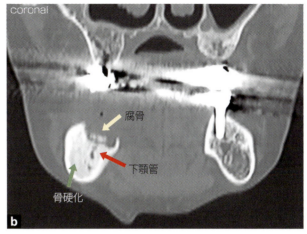
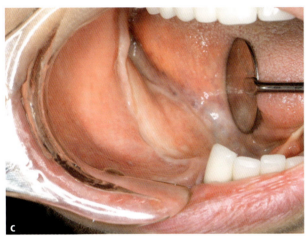
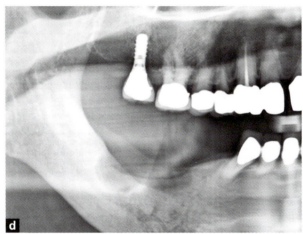

図5a〜d 腐骨除去術3か月後と再手術5か月後．術約3か月後に「7」に歯肉腫脹を来たした（**a**）．CT 前頭断では，下顎管上部に腐骨を形成し，周囲骨は硬化像を認めた（**b**）．再度，局所麻酔下にて腐骨除去術を行った．術後5か月では歯肉腫脹や骨露出もなく（**c**），パノラマエックス線で骨新生が見られた（**d**）．その後は炎症の再燃を認めていない．

に腐骨を形成していた（**図5b**）．その際に，患者が整形外科に通院していたことを思い出し，照会した結果，骨粗鬆症のため当院でインプラント除去時にはリセドロン酸ナトリウム水和物（アクトネル®）を約3年間服用していたことが発覚した．患者はBPを服用していることを知らなかったので申告がなく，BP継続下にインプラントを除去し，BPはインプラント除去後も約1か月間服用していた．

再度，局所麻酔下にて腐骨除去術を行った．術後5か月では歯肉腫脹や骨露出もなく，パノラマエックス線で骨新生が見られた（**図5c, d**）．その後は炎症の再燃を認めていない．

治療の概要 ステージ2で2回手術を行い，経過良好である．

予 後 炎症の再燃なし．経過良好である．

---

comment

BP 投与を医師から知らされていなかったり，患者自身が忘れてしまっていることもあり，BP 投与歴を確認するのが困難なため，高齢者で整形外科通院歴のある場合は，ARA 投与を疑って医師に対診する．また，手術の際には，骨髄炎／腐骨病変は完全に切除することが重要である．インプラント周囲炎は MRONJ 発症のリスク因子でインプラント除去も MRONJ 発症リスクとなるので留意する．

6-13 症例13　口蓋隆起に発生した症例

矢郷　香

初診時の状態

患　者　81歳，女性．
主　訴　口蓋隆起部の潰瘍．
原疾患　骨粗鬆症，関節リウマチ，高血圧症．
服薬歴　BP製剤（アレンドロン酸ナトリウム　ボナロン®），メトトレキサート6mg/週，抗血栓薬（アスピリン／ランソプラゾール配合剤），アムロジピン，ピタバスタチンカルシウム，酸化マグネシウム．
リスク因子　高齢，長期BP製剤を服用，関節リウマチ（メトトレキサート服用）．
ARA処方理由　骨粗鬆症．
ARA歴　少なくともアレンドロン酸ナトリウムを約4年間以上服用．
生活歴　喫煙歴なし，飲酒歴なし，口腔衛生状態は良，義歯なし．
画像所見　CTで口蓋隆起部に骨吸収像があり，骨皮質の欠損も認めた（**図1b～d**）．鼻腔との交通はなかった．MRIではCTで透過像として描出されている領域は，T1強調像，T2強調像で正常骨髄よりも低信号に描出されていた（**図1e, f**）．Gd造影後は比較的強い造影増強が見られ，一部骨皮質には欠損像を認めた（**図1g**）．99mTc骨シンチグラフィで口蓋領域に集積亢進を認めた．
現病歴　口蓋を火傷し，約2か月後も傷が治癒せず近在歯科を受診した．口蓋隆起部にびらんと瘻孔を認め，同部から出血と滲出液も見られた．骨粗鬆症でアレンドロン酸ナトリウムを服用していたが同薬は中断された．抗菌薬（セフカペンピボキシル）の投与とアズレンスルホン酸ナトリウム水和物での含嗽の保存療法が約3か月間行われていたが，症状が変わらず紹介来院となった．
臨床的症状　口蓋隆起部に約10mmのびらんを認め，瘻孔を形成していた（**図1a**）．

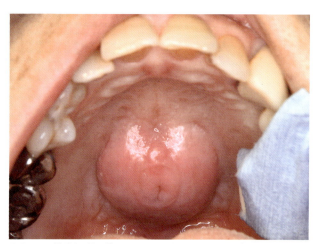

図1a　口蓋隆起部に約10mmのびらんを認め，瘻孔を形成していた．

MRONJへの対応

ステージ　ステージ2．
ARA休薬　あり（再開なし）．
治療内容と経過　BP製剤中断約5か月後に全身麻酔下にて腐骨除去術を行った．骨粗鬆症治療薬はBP製剤から活性型ビタミンD3製剤（エルデカルシトール）に変更されていた．口蓋粘膜を切開，剥離翻転すると腐骨と不良肉芽を認めた（**図2a**）．超音波ボーンサージェリーシステム（バリオサージ®）にて骨切削，骨整形を行った（**図2b, c**）．鼻腔への交通はなく（**図2d**），創部にアテロコラーゲン（コラーゲン単層タイプのテルダーミス®）を貼付し（**図2e**），縫合閉創した後に保護床を装着した（**図2f**）．

術後8か月，骨露出なく，経過良好で（**図2g, h**），その後も炎症の再燃はない．医科にて骨密度測定の結果は問題なく，BPの再開はなかった．
治療の概要　BP製剤を中断し，保存療法が施行されていたが症状が改善しなかったために，当院で口蓋隆起部の腐骨除去術を行い，経過良好であった．
予　後　腐骨除去術を行い，経過良好である．

CHAPTER 6　MRONJ 発症後の治療

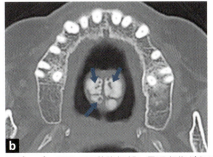
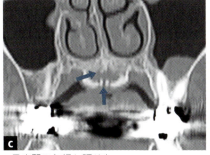
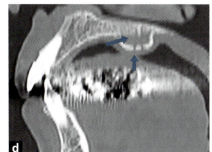

図1b〜d　CT で口蓋隆起部に骨吸収像があり，骨皮質の欠損も認めた．

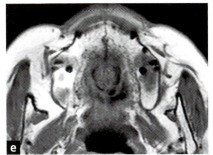
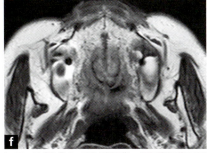
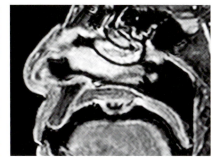

図1e, f　MRI では CT で透過像として描出されている領域は，T1 強調像，T2 強調像で正常骨髄よりも低信号に描出されていた．

図1g　Gd 造影後は比較的強い造影増強が見られ，一部骨皮質には欠損像を認めた．

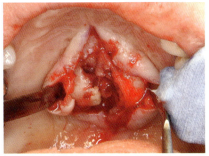
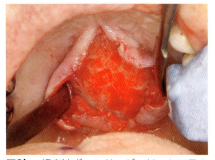
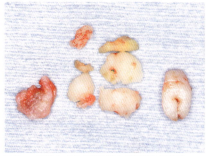

図2a　口蓋粘膜を切開，剥離翻転すると腐骨と不良肉芽を認めた．

図2b　超音波ボーンサージェリーシステム（バリオサージ®）にて骨切削，骨整形を行った．

図2c　切除した口蓋粘膜と骨隆起（腐骨）．

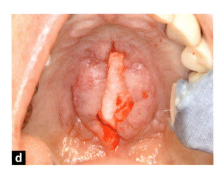
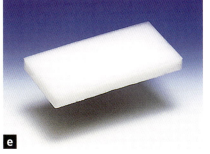

図2d　鼻腔への交通はない．
図2e　創部にアテロコラーゲン（コラーゲン単層タイプのテルダーミス®）を貼付した．

111

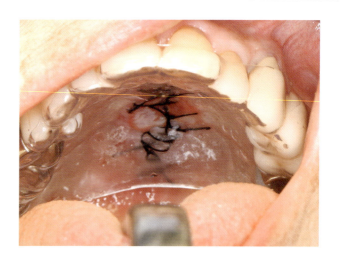

図2f 縫合閉創した後に保護床を装着した．

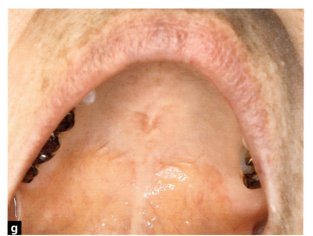
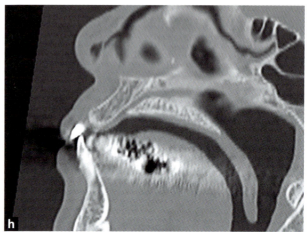

図2g, h 術後8か月．骨露出なく，経過良好で，その後も炎症の再燃はない．

comment

BP服用期間が長期になる場合や，関節リウマチでメトトレキサートを併用している患者では，MRONJ発症のリスク因子となるので，口蓋隆起はARA投与前に切除するのが望ましい．

point 骨切除の範囲

骨切除の範囲について，腐骨が分離している場合は，①分離した腐骨をすべて切除，周りの肉芽も除去し，周囲骨を削去する．②MRI，骨シンチグラフィを参考にすると，切除範囲が大きくなるので留意する．③CTで骨吸収がある部位，手術時に肉眼で病変と思われる部位はすべて切除する，ということが重要である．症例12（インプラント除去）は腐骨の取り残しがあったので再燃したと考えられる．

6-14 症例14 顎切除で治癒を導いた症例

野村武史

初診時の状態

患　者　74歳，女性．
主　訴　下顎左側の疼痛．
原疾患　骨粗鬆症．
服薬歴　高血圧症(カンデサルタン シレキセチル〔カンデサルタン®〕)，関節リウマチ(メトトレキサート〔リウマトレックス®〕，プレドニゾロン〔プレドニン®〕，エタネルセプト〔エンブレル®〕)．
リスク因子　関節リウマチ(ステロイド，メトトレキサート内服)．
ARA処方理由　ステロイド性骨粗鬆症．
ARA歴　リセドロン酸ナトリウム水和物(アクトネル®) 3年6か月投薬．
生活歴　喫煙歴なし，飲酒歴なし，口腔衛生状態おおむね良好，義歯あり，褥瘡あり．
画像所見　パノラマエックス線写真にて，下顎左側に境界が比較的明瞭な骨硬化像と腐骨形成を認める(**図1**)．
現病歴　約3か月前より，義歯の不適合感を自覚し，近在歯科を受診した．その際，義歯調整を受けるも改善はなく，骨露出の範囲が拡大してきたため当科を紹介され来院した．
臨床的症状　下顎左側臼歯部の舌側よりの顎堤に骨露出を認める(**図2**)．同部は義歯床下に位置しており，義歯による褥瘡からMRONJを発症したと考えられた．

MRONJへの対応

ステージ　ステージ1　⇒　ステージ3．
ARA休薬　処方医と相談し，当科受診後よりARAは休薬した．
治療内容と経過　初診時，下顎左側臼歯部に瘻孔を形成し，骨を触知した．しかし排膿はなく，自覚症状もなく，義歯調整をしながら経過観察を行っていた．初診から6か月後，同部の強い疼痛を認め，骨露出は拡大していた．CT所見にて，下顎左側骨体に及ぶ骨硬化像，腐骨の拡大を認めた(**図3**)．アモキシシリン(サワシリン®) 3C/日を7日間投与し，急性症状は改善したが，その後，繰り返し洗浄を行うも排膿は止まらず，疼痛の増悪を繰り返した．

初診から10か月後，外科治療を提案したところ希望されたため入院，全身麻酔下に顎切除(下顎骨区域切除術)を施行した．術後は7日で退院し，その後3年が経過したが再燃はなく経過良好である(**図4**)．
治療の概要　ステージ3のMRONJに対して外科療法を行った．
予　後　腐骨除去術後3年，経過良好である(**図4**)．

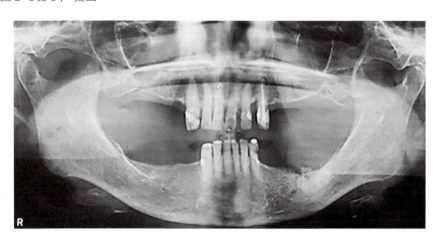

図1　初診時のパノラマエックス線所見．

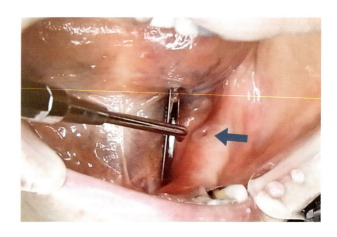

図2 初診時の口腔内所見．骨露出を認める（矢印）．

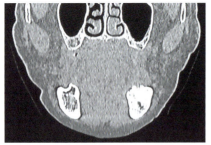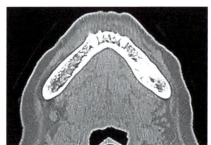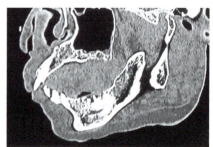

図3a～c 初診から6か月後のCT所見．

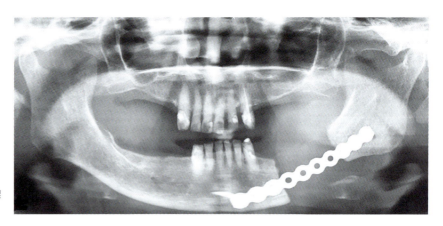

図4 術後3年経過時のパノラマエックス線所見．

comment

ステージ1で保存的治療を続けていたが，ARAを休薬したのにもかかわらず症状は増悪し，ステージ3に進行した症例である．しばしば経過観察中にMRONJが増悪することがあり，この場合，外科的治療が考慮される．ステージ3の治療方針は，外科的治療による完全治癒である．患者の全身状態が許せば，本症例のように積極的な外科治療により完全治癒が期待できる．

point　骨切除の範囲

腐骨が分離していない場合，一般にCT，MRI，骨シンチグラフィの結果から切除範囲を考える．ただし，MRIと骨シンチグラフィは病変の範囲が過大に描出されることが多いため，参考程度とし，アーチファクトなどの影響のない条件下で，CTで骨吸収あるいは骨硬化像を認める部位までをあらかじめ切除範囲として決めておく．そのうえで術中に骨削去を行い，骨からの出血を認めたところまでを切除範囲とすることが多い．

6-15 症例15 抜歯後にMRONJが増悪し顎切除を行った症例

野村武史

初診時の状態

患　者　87歳，女性．
主　訴　下顎右側大臼歯の疼痛．
原疾患　骨粗鬆症．
服薬歴　高血圧症（アムロジピンベシル酸塩〔ニバジール®〕，カンデサルタン シレキセチル〔カンデサルタン®〕）．
リスク因子　とくになし．
ARA処方理由　骨粗鬆症．
ARA歴　リセドロン酸ナトリウム（ベネット®）4年投薬．
生活歴　喫煙歴なし，飲酒歴なし，口腔衛生状態おおむね良好，義歯あり．
画像所見　パノラマエックス線写真で下顎右側第一大臼歯を中心に根尖病変を認め，境界不明瞭，粗造な骨透過性病変を認めた（**図1**）．
現病歴　約1か月前より，下顎右側大臼歯の疼痛を自覚し，近在歯科を受診．精査・加療を勧められ，当科に紹介来院した．
臨床的症状　歯肉は腫脹し排膿を認めた．歯について，下顎はすべて連結されており，動揺は認めなかった．

MRONJへの対応

ステージ　ステージ3．
ARA休薬　抜歯後骨露出を認めた時点で処方医と相談してARAは休薬した．
治療内容と経過　初診時，下顎右側臼歯部の歯肉は腫脹し，排膿を認めた．歯はすべて連結されていたため，動揺はみられず，打診痛も認めなかった．初診時の画像は骨破壊性の所見にも類似していたため，悪性病変の可能性も考え，下顎右側第一，第二大臼歯の抜歯と肉芽を病理組織学的検査に提出した．病理結果は感染をともなう炎症性肉芽組織であったが，その後，抜歯窩の上皮化は認めず，骨吸収が急速に進行し，骨露出の範囲が拡大した（**図2~4**）．抜歯後は積極的治療を希望せず，アモキシシリン（サワシリン®）投与や洗浄を繰り返していたが，症状は改善せずMRONJのステージ3と診断し，抜歯後1年経過したところで外科的治療を提案した．今後皮膚瘻孔の可能性などを説明したところ，手術を希望され，抜歯後1年2か月で入院，全身麻酔下に顎切除（下顎骨区域切除術）を行った．現在術後2年が経過し，再燃はなく経過良好である．
治療の概要　ステージ3のMRONJに対して外科療法を行った．
予　後　腐骨除去術後2年，経過は良好である．

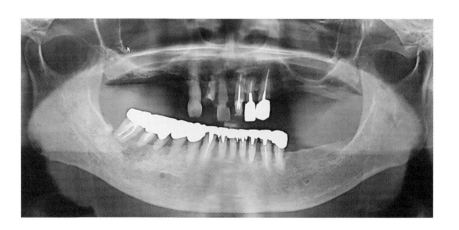

図1　初診時のパノラマエックス線所見．

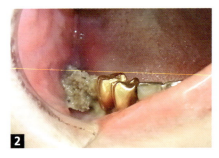

図2 抜歯後1年の口腔内所見.

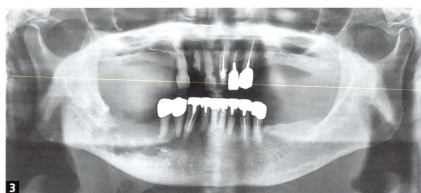

図3 抜歯後1年のパノラマエックス線所見.

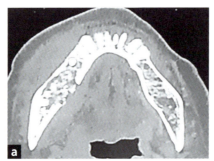
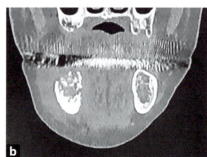

図4a, b 抜歯後1年のCT所見.

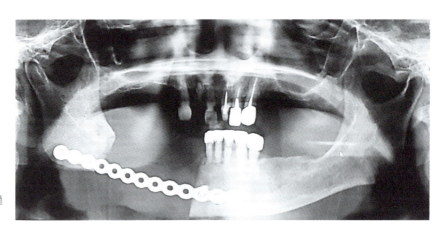

図5 顎切除（下顎骨区域切除術）後2年経過時のパノラマエックス線所見.

comment

重度歯周病あるいは悪性腫瘍の可能性も考え，抜歯と生検を施行した症例である．結果的に不良肉芽であったが，その後の経過を考えるとすでに潜在的に MRONJ に罹患し，抜歯により症状が顕在化したものと思われた．抜歯前に ARA 投薬中であることを念頭に置き，抜歯時に骨の状態を精査すべきであったと反省させられた症例である．

APPENDIX

さくいん

英数字

^{99m}Tc 骨シンチグラフィ（テクネシウム99m） **8, 67**

AAOMS ポジションペーパー2014 **3, 12, 14, 53**

AAOMS ポジションペーパー2022 **12, 53, 58, 64, 70**

ARA（骨吸収抑制薬） **2, 3, 4, 7, 9, 10, 13, 25, 42, 44, 46, 47, 48, 53, 54, 55, 56, 58, 60, 64, 66, 67, 68, 69, 70, 72, 79**

ARONJ（骨吸収抑制薬関連顎骨壊死） **2, 5, 42, 45, 53**

Bone SPECT/CT **8, 9, 52, 70**

BRONJ（BP 関連顎骨壊死） **2, 3, 5, 12, 42, 44, 47, 52, 53**

CT（CBCT） **7, 8, 28, 50, 51, 52, 70**

CTIBL（がん治療関連骨減少症） **9, 42, 55**

CYP2C8 **18**

DRONJ（デノスマブ関連顎骨壊死） **2, 5, 44, 52**

MRI **8, 28, 52**

MRONJ（薬剤関連顎骨壊死） **2, 3, 4, 5, 6, 7, 8, 10, 12, 14, 18, 20, 21, 23, 28, 42, 44, 50, 58, 60, 64, 65, 68, 69**

PET/CT **8, 28, 52, 70**

PPAR ガンマ **18**

PTH（副甲状腺ホルモン） **25**

SIRT1 **18, 45**

SREs **13, 55, 60, 70**

SSI リスク **62**

Tc-SPECT/CT **8, 52, 67, 70**

VEGF **17, 25, 45, 64**

あ

アクトネル **viii, 13, 45, 76**

アテロコラーゲン **74, 77**

アバスチン **ix, 68**

アモキシシリン **62, 65, 73, 92, 94, 96, 97, 102, 113, 115**

アレルギー疾患患者 **9**

イベニティ **68, 77**

イマチニブ **ix, 17, 20, 45, 64**

イレッサ **ix, 17, 20, 45, 64**

インプラント周囲炎 **10, 27, 42, 44, 45, 59, 64**

インプラント周囲炎関連顎骨壊死 **10, 44, 64, 79, 94, 95, 107, 109**

インプラント埋入手術 **25, 27, 45, 59, 78, 79**

オキシテトラコーン **74**

オゾン療法 **29**

オッセオインテグレーション **27, 79**

か

下顎下縁の骨膜反応 **50**

下顎管の肥厚 **7, 8, 43, 50**

下顎骨区域切除術 **30, 113, 115, 116**

下顎骨辺縁切除術 **30, 67, 78**

顎骨骨髄炎 **5, 10, 45, 46, 48, 49, 52, 58, 59, 60, 64, 70, 106**

感染先行型（骨髄炎終末型） **10, 49**

グルココルチコイド（ステロイド薬） **9, 10, 45, 59, 60, 64, 68**

経口薬 **9, 42, 58, 76**

血管新生阻害薬 **2, 3, 10, 14, 17, 23, 24, 25, 27, 31, 45, 64, 68, 77**

高圧酸素療法 **29**

硬化像 **6, 7, 8, 15, 44, 65, 70, 71, 73, 77, 78, 79, 86, 87, 88, 90, 92, 101, 109, 113, 114**

口内法エックス線（デンタルエックス線写真） **7, 50**

高用量 **viii, 2, 5, 9, 10, 16, 26, 42, 44, 45, 46, 58, 59, 60, 64, 68, 72, 74, 77, 78, 82, 84, 89, 101, 104**

固形がん **13, 68**

骨壊死先行型 **10, 49, 50**

骨関連事象 **13, 16, 23, 24, 55, 60, 70**

骨巨細胞腫 **9, 13, 20**

骨形成不全症 **13, 20**

骨硬化像 **6, 7, 8, 15, 44, 65, 70, 71, 73, 77, 79, 86, 87, 88, 90, 92, 101, 113, 114**

骨シンチグラフィ **8, 67, 86, 108, 110, 112, 114**

骨卒中 **46, 47**

骨代謝マーカー **25**

骨膜反応 **7, 8, 43, 50, 51, 52**

骨密度 **9, 47, 53, 55, 56, 72, 73, 110**

骨融解の混合像 **43, 50**

さ

サーティカン（エベロリムス） **ix, 20, 64**

自己免疫疾患 **9, 10, 15, 45, 64, 68**

システマティックレビュー **19,
20, 21, 22, 24, 25, 27, 53, 70**
歯槽硬線の肥厚 **43, 44, 50, 51**
歯槽骨硬化 **43, 50**
上顎骨部分切除術 **30**
上顎洞炎 **43, 50, 51, 65**
侵襲的歯科治療 **10, 23, 45, 49, 53,
54**
脆弱性骨折 **13, 23, 24, 26, 46, 47,
73**
脊椎椎体骨折 **47**
ゼラチンスポンジ **77**
線維性骨病変 **13**
全身性エリテマトーデス **9, 10, 45,
64**
続発性骨粗鬆症患者 **9**
ゾメタ **viii, 45, 82, 94, 96**

た
大腿骨近位部骨折 **26, 46, 47**
ダイドロネル **viii, 45, 76**
多発性骨髄腫 **9, 13, 17, 18, 45,
58, 68, 104**
注射薬 **9, 42, 47, 58, 65, 67, 77**
低カルシウム血症 **48**
低用量 **viii, ix, 2, 5, 9, 10, 26, 42,
44, 45, 47, 54, 55, 58, 59, 60, 64,
68, 72, 78, 79**
デノスマブ製剤(Dmab) **viii, ix, 2,
3, 4, 5, 6, 9, 10, 13, 16, 17, 18, 19,
20, 21, 22, 24, 25, 27, 31, 42, 45,
47, 48, 52, 54, 55, 56, 58, 64, 68,
72, 73, 75, 79, 82, 83, 84, 85, 87,
90, 91, 92, 101**

デノタス **47, 48, 84**
ドミノ骨折 **47**

な
日本版ポジションペーパー2016
4, 42, 43, 45, 46, 49, 53, 58
日本版ポジションペーパー2023
**2, 4, 6, 9, 42, 43, 45, 52, 53, 54,
55, 58, 59, 60, 64, 66, 68, 70, 72**

は
バイオフィルム **17, 29**
破骨細胞抑制効果 **16, 25, 53, 54,
70**
抜歯窩の残存 **43, 44, 50**
パノラマエックス線写真 **6, 7, 8,
28, 48, 50, 51, 52, 60, 61, 67, 70,
71, 72, 73, 75, 78, 86, 98**
ビスホスホネート製剤(BP) **viii, 2,
3, 4, 5, 6, 10, 13, 15, 16, 17, 18,
19, 20, 21, 26, 27, 31, 42, 45, 47,
53, 54, 55, 56, 58, 60, 64, 67, 68,
69, 71, 72, 73, 74, 76, 77, 79, 83,
90, 91, 98, 99, 100, 107, 109, 110,
112**
ビタミンE **29**
非定型大腿骨骨折 **73**
びまん性骨硬化 **43, 50**
フォサマック **viii, 13, 45, 76**
腐骨形成 **7, 8, 43, 50, 52, 70, 72,
86, 113**
プラリア **ix, 9, 13, 45, 52, 77, 90,
92, 93**
ページェット病 **13**

ベネット **viii, 45, 76, 115**
ペントキシフィリン **29**
ポジションペーパー **2, 3, 12, 13,
14, 16, 19, 31, 42, 43, 45, 53, 58,
60, 64, 70, 79**
ボナロン **viii, 6, 45, 76, 77, 99,
110**
ボノテオ **viii, 45, 76**
ボンビバ **viii, 9, 13, 45, 76, 77**

ま
見張り番骨折 **47**
メトトレキサート **ix, 3, 10, 20,
45, 64, 68, 110, 112, 113**
免疫調節薬 **14, 17, 23, 24, 31**

ら
ラジオアイソトープ(放射線同位元
素)検査 **67**
ランマーク **viii, 45, 82, 87, 101**
リウマトレックス **ix, 113**
リカルボン **viii, 45, 76**
ロモソズマブ **2, 3, 10, 13, 19, 20,
45, 56, 64, 68, 77**

わ
ワンサン症候 **5**

クインテッセンス出版の書籍・雑誌は,
弊社Webサイトにてご購入いただけます.

PC・スマートフォンからのアクセスは…

歯学書　検索

弊社Webサイトはこちら

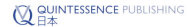

薬剤関連顎骨壊死
ビスホスホネート・デノスマブ投与患者に対する日米の最新の指針
(2022・23)を踏まえた対応の実際

2025年4月10日　第1版第1刷発行

著　・　訳　　柴原孝彦／岸本裕充／矢郷　香／野村武史

発　行　人　　北峯康充

発　行　所　　クインテッセンス出版株式会社
　　　　　　　東京都文京区本郷3丁目2番6号　〒113-0033
　　　　　　　クイントハウスビル　電話(03)5842-2270(代表)
　　　　　　　　　　　　　　　　　　(03)5842-2272(営業部)
　　　　　　　　　　　　　　　　　　(03)5842-2279(編集部)
　　　　　　　web page address　https://www.quint-j.co.jp

印刷・製本　　横山印刷株式会社

Printed in Japan　　　　　　　　　　　　　　禁無断転載・複写
ISBN978-4-7812-1116-9　C3047　　　　　落丁本・乱丁本はお取り替えします
　　　　　　　　　　　　　　　　　　　　　　定価はカバーに表示してあります

超速でわかる 有病者にやっていい治療, だめな治療

病気のある患者の歯科治療

編著

坂下英明
明海大学名誉教授, 日本有病者歯科医療学会副理事長, 我孫子聖仁会病院口腔外科センター長

柴原孝彦
東京歯科大学名誉教授, 東京歯科大学千葉歯科医療センター

近藤壽郎
日本大学前教授（松戸歯学部顎顔面外科学講座），
鶴見大学客員教授（歯学部歯科医学教育学講座）

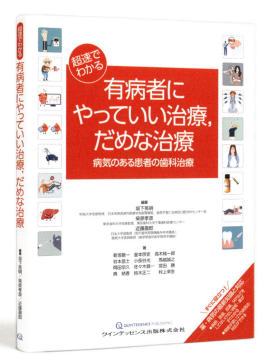

すぐに役立つ！　薬・病気の最新知識と対応

　高血圧，心疾患，不整脈，糖尿病，骨粗鬆症，脳血管障害，妊婦，がんなどの患者の歯科治療では，「局所麻酔はOK？」「抜歯してもOK？」「投薬してもOK？」「SRPしてもOK？」と多くの疑問と不安が……．臨床で忙しいときにこそ，「さっと知りたい」「簡潔に知りたい」読者のために，明日からの診療にすぐに役立つ，病気をもつ患者の歯科治療の実践的なポイントについて解説する．

- 麻酔，抜歯，投薬，SRPなどをしてはいけない病気・薬がすぐわかる！

- 頻度が高い21の病気の歯科治療で「避けたいこと」「知りたいこと」「決めたいこと」「問診のポイント」「治療禁忌の条件・数値」「歯科治療のポイント」が超速でわかる．

- 病気の分類，薬剤の一覧などのまとめ資料がコンパクトに！

QUINTESSENCE PUBLISHING 日本　●サイズ：A4判変型　●112ページ　●定価5,280円（本体4,800円＋税10%）

クインテッセンス出版株式会社
〒113-0033　東京都文京区本郷3丁目2番6号　クイントハウスビル
TEL 03-5842-2272（営業）　FAX 03-5800-7592　https://www.quint-j.co.jp　e-mail mb@quint-j.co.jp

The Tooth Extraction Manual

必ず上達 抜歯手技 増補新版

堀之内 康文 著

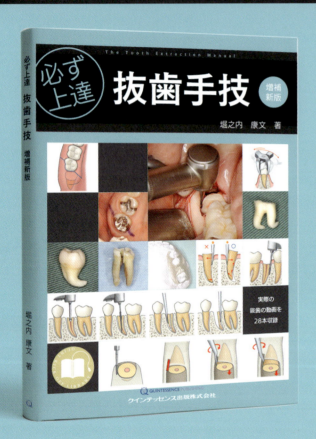

安全で手際のよい抜歯の実践テクニックが満載！

抜歯に対する誤解・問題点を熟知した筆者が，若手歯科医師や抜歯が苦手な先生方が独習でマスターできるようにとの願いを込めて，たくさんの写真やイラストを用いて実践的なポイントやコツを示した解説書が大幅アップデート．各内容をより新しく詳細にし，「難抜歯」や「偶発症」の対応などの章を追加．さらに実際の抜歯の動画を加えて，より理解しやすくなった．いかに安全に手際よく抜歯するかという実践的なポイントがさらに明らかに！

難抜歯の攻略法，偶発症の予防・対応を追加

12年振りの 8章＋80ページ増の

大改訂！

28本の抜歯動画つき

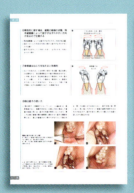 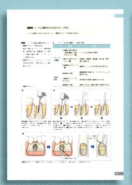 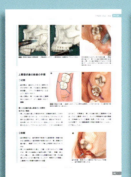 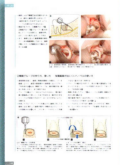 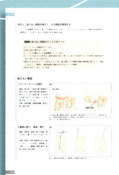

●サイズ：A4判　●236ページ　●定価13,200円（本体12,000円＋税10％）

クインテッセンス出版株式会社

〒113-0033　東京都文京区本郷3丁目2番6号　クイントハウスビル
TEL 03-5842-2272（営業）　FAX 03-5800-7592　https://www.quint-j.co.jp　e-mail mb@quint-j.co.jp